ISBN 978-3-662-24058-8   ISBN 978-3-662-26170-5 (eBook)
DOI 10.1007/978-3-662-26170-5

Sonder-Abdruck
aus dem Archiv für klin. Chirurgie. Bd. 100. Heft 1.

(Aus der Königl. chirurg. Universitätsklinik in Berlin. — Director:
Geh. Med.-Rath Prof. Dr. A. Bier.)

Die Leitungsanästhesie und Injectionsbehandlung des Ganglion Gasseri und der Trigeminusstämme.

Von

Dr. Fritz Härtel,

Assistent der Klinik.

(Mit 45 Textfiguren.)

Die grossartigen Fortschritte, welche die Localanästhesie in den letzten Jahren insbesondere auf dem Gebiete der Kopfchirurgie gemacht hat, die zunehmende Werthschätzung, welcher sich die Injectionsbehandlung der Trigeminusneuralgien bei den Aerzten erfreut, erwecken das Bedürfniss nach einer genauen anatomisch-technischen Bearbeitung des Trigeminusgebietes. Während die Technik der peripheren und centralen Punctionen der einzelnen Aeste des Trigeminus bereits durch ausführliche Bearbeitungen festgelegt ist, fehlte es bisher an brauchbaren und allgemein geübten Vorschriften für die Punction des Ganglion Gasseri. Ich habe im Mai dieses Jahres eine Methode der „intracranialen Leitungsanästhesie des Ganglion Gasseri" veröffentlicht und in dieser Mittheilung zum ersten Mal über die Verwendung der Ganglioninjection zum Zwecke der Localanästhesie grosser Kopfoperationen berichtet. Nachdem sich diese Methode bisher in einer grossen Reihe von Fällen der chirurgischen Universitätsklinik bewährt hat, halte ich es nunmehr für angezeigt, eine ausführliche Beschreibung der Technik und eine Zusammenstellung der bisherigen klinischen Resultate zu veröffentlichen.

Ferner ergeben sich aber auch bei der centralen Punction der Aeste des Trigeminus noch häufig beträchtliche Schwierigkeiten, welche durch die grosse anatomische Variabilität des Gebiets und durch pathologische Verhältnisse bedingt sein können. Es sind deshalb diese Punctionen bisher mehr oder minder Domäne einzelner besonders geübter Aerzte gewesen. Wir werden daher im Folgenden auch auf die Punction der Trigeminusstämme näher eingehen.

I. Anatomisch-technischer Theil.

Neue klinische Gesichtspunkte erfordern auch eine veränderte Darstellung der Anatomie. Da die Handbücher der topographischen Anatomie, von ganz anderen Gesichtspunkten aus geschrieben, die für uns wichtigen Einzelheiten des Skelettreliefs und der Weichtheile oft nicht genügend berücksichtigen, so war es nöthig, zahlreiche Messungen vorzunehmen und anatomische Präparate herzustellen. Es erwuchs uns ferner die Aufgabe, zahlreiche in den Handbüchern zerstreute und unzugängliche Einzelthatsachen dem papiernen Grabe zu entreissen, wie ja häufig eine Neuerung der chirurgischen Praxis bisher scheinbar belanglosen anatomischen Thatsachen erhöhte Bedeutung verleiht.

Die hierzu erforderlichen anatomischen Arbeiten wurden im Königl. Anatomischen Institut der Universität Berlin mit gütiger Erlaubniss des Herrn Geh.-Rath Waldeyer unter Leitung des Herrn Prof. Hein vorgenommen, welchen Herren ich für ihr freundliches Entgegenkommen hierdurch meinen verbindlichsten Dank ausspreche.

Entsprechend dem eigenartigen Bau des Schädels erfordert die Leitungsanästhesie, sowie die Umspritzung hier eine von dem Verfahren am übrigen Körper abweichende Technik. Bedenken wir, dass der Gesichtsschädel aus einem verzweigten System von lufthaltigen, mit Schleimhaut straff ausgekleideten Hohlräumen besteht, welche durch Knochensepten voneinander geschieden sind und nur an gewissen Stellen mit grösseren gewebserfüllten Räumen in Verbindung stehen! Diese Gewebsräume enthalten neben Fett und Musculatur (und Sinnesorganen) die Zuleitungswege für die Nerven und Blutgefässe und sind deshalb für unsere Zwecke von grösster Wichtigkeit. Ueberblickt man das in Tab. I[1]) und Fig. 1 niedergelegte Verzweigungschema der sensiblen Trigeminusversorgung, so ergiebt sich die Eintheilung des Gesichtsschädels in 3 Etagen, die den 3 Aesten des Trigeminus entsprechen. Wir haben nun für die oberste Etage als Lufträume die Stirnhöhle, Keilbeinhöhle, Siebbeinhöhle und die obersten Partien der Nasenhöhle, als gewebserfüllten Zuleitungsraum die Orbita, für die mittlere Etage als

---

1) Tabelle I und II befinden sich am Schluss der Arbeit.

Hohlorgan die übrige Nasenhöhle, die Kieferhöhle, den Nasenrachenraum, die Mundhöhle oberhalb der Zahnreihe, als zuleitende
Gewebshöhle die Fossa pterygopalatina, für die dritte Etage
endlich als Hohlräume die untere Mundhöhle, den unteren Pharynx,
als Gewebsraum die Fossa infratemporalis.   Dazu kommen

Fig. 1.

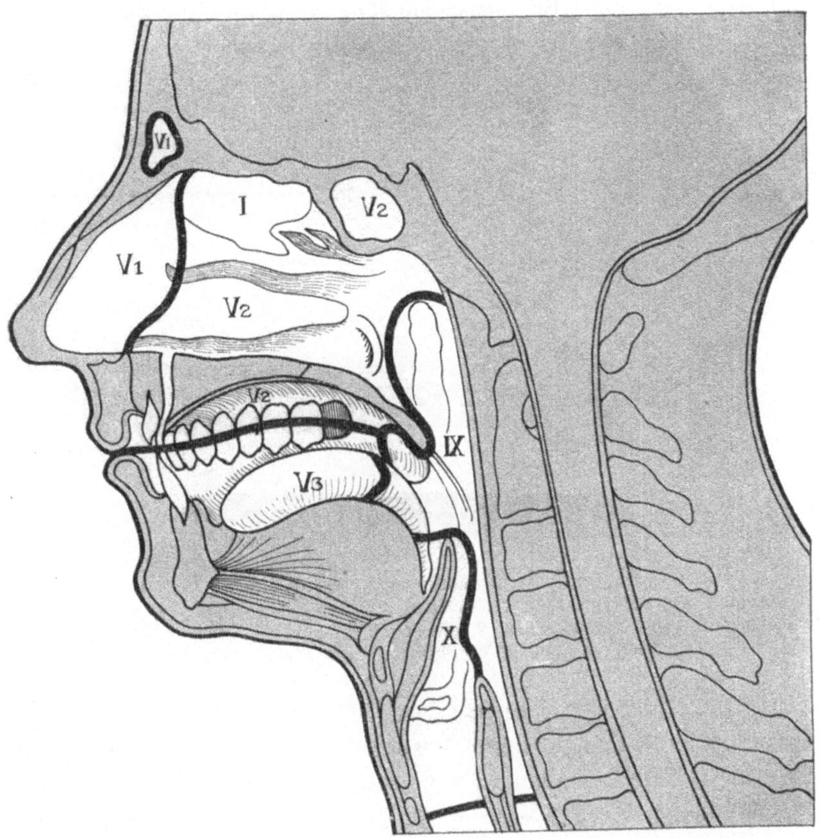

Sensible Innervation der Schleimhäute des Kopfes. (Nach Hasse gezeichnet.)
Die einzelnen Versorgungsgebiete sind durch die Nummern der betreffenden
Hirnnerven bezeichnet.

für das Gebiet des 3. Astes und der anschliessenden sensiblen
Nervengebiete des Glossopharyngeus, Vagus und spinaler Nerven
noch als Gewebsräume in Betracht: das buccopharyngeale Bindegewebe und die Weichtheile des Mundbodens und der Zunge.

Da wir nun die Schleimhautbekleidung der lufthaltigen Schädel-
höhlen nur an wenigen Stellen und nur für kleine Gebiete durch
Injection oder Schleimhautpinselung anästhesiren können, so
stehen uns für die grossen Anästhesien, welche die Chirurgie
erfordert, nur die erwähnten zuleitenden Gewebsräume zur
Verfügung.

Die Technik tiefer Nervenpunctionen stützt sich nach Braun
auf zwei wichtige Hilfsmittel: auf Knochenfühlung und Finger-

Fig. 2.

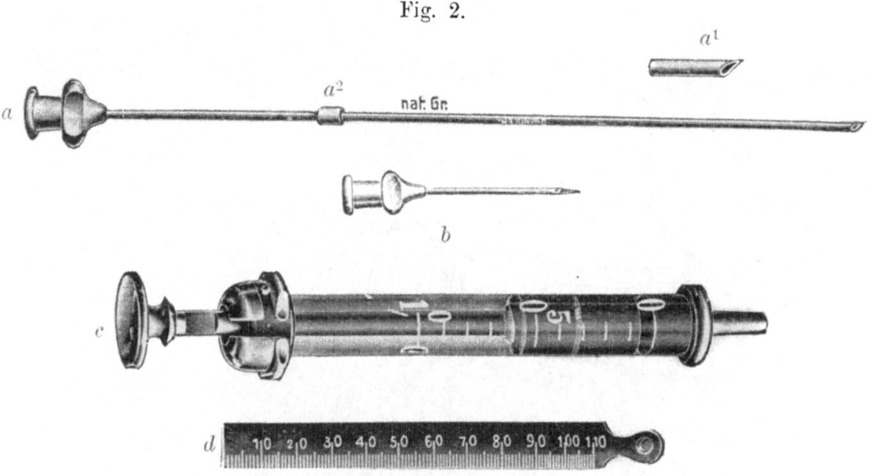

Instrumentarium für die Trigeminuspunctionen (Firma Windler-Berlin).
a 10 cm lange, 0,8 mm dicke vernickelte Stahlcanüle mit abgeschrägter Spitze a^1
und verstellbarem Schieber a^2. *b* Feine Quaddelcanüle. *c* 2 ccm haltige Record-
spritze. *d* Centimetermaassstab aus Metall (verkleinert).

fühlung. Hierzu möchte ich bezüglich unseres Gebiets als drittes
hinzufügen die Angabe äusserlich erkennbarer Richtungen, welche
uns in grössere Tiefen, in die der Finger nicht eindringen kann,
leiten müssen.

Endlich ist viertens die Einhaltung gewisser maximaler oder
minimaler Maasse unerlässlich, welche uns über die Tiefe der
Punction Auskunft geben. Zu diesem Zweck müssen die benutzten
Canülen mit einem Schieber versehen sein (Fig. 2, a^2), mit dem wir
vor dem Einstich die zu wählende Tiefe mittels eines Maassstabes
(Fig. 2, *d*) auf der Canüle markiren. Der Canüle selbst Centimeter-
eintheilung zu geben, empfiehlt sich dagegen aus technischen
Gründen nicht, da die Bruchsicherheit der Canüle darunter leidet.

Die Punction der tiefen Gewebshöhlen, welche in anatomisch variablen Knochennischen verborgen liegen, erfordert insofern eine Aenderung der sonst üblichen Technik, als wir hier mit einem Einstichpunkt oft nicht zum Ziele kommen, sondern unter mehreren Punkten denjenigen aussuchen müssen, der der Nadel den bequemsten Weg in die Tiefe gestattet. Es ergiebt sich daraus das Princip der concentrischen Punction im Gegensatz zu der divergirenden Punction, wie sie am übrigen Körper üblich ist, wenn man z. B. von einem Einstichpunkt aus die Nervenstämme des Plexus brachialis oder den N. ischiadicus injiciren will.

Um in der Tiefe des Schädels Nervenpunctionen unter Knochenfühlung ausführen zu können, bedarf es einer gründlichen Kenntniss der Skelettvariationen.

Wir haben uns bemüht, durch eine Reihe von Schädeluntersuchungen für die Grösse dieser Variationen einen messbaren Ausdruck zu finden. Die Resultate sind in Tab. II (am Schluss der Arbeit) unter Beifügung der jedesmaligen Anzahl der Messungen, aus denen das Resultat gewonnen wurde, zusammengestellt.

Betrachten wir nun im Einzelnen die Zuleitungswege der Trigeminuspunctionen!

1. Fossa infratemporalis und Foramen ovale.

Die Fossa infratemporalis bildet den Zugang für die centrale Leitungsanästhesie des 3. Trigeminusastes, das in dieselbe mündende Foramen ovale den Weg für die intracraniale Punction des Ganglion Gasseri.

Bisher sind folgende Methoden für die Erreichung dieser Gegend angegeben worden:

1. Das Verfahren von Schlösser für die Neuralgiebehandlung des 3. Trigeminusastes am Foramen ovale. Einstich am vorderen Masseterrand, Hochführung der Nadel durch die Mundschleimhaut unter Fingerfühlung zum grossen Keilbeinflügel, „wo sie sich wenige Millimeter vor dem Foramen ovale befinden muss."

2. Methode von Ostwalt, ebenfalls für Neuralgiebehandlung. Einstich in der Mundhöhle hinter der Alveole des Weisheitszahns in den Fornix des Vestibulum oris. Hochführung der Nadel entlang der Lamina externa des Processus pterygoideus zum Planum infratemporale und Foramen ovale. Dem ähnlich ist die von Offerhaus für das Ganglion Gasseri angegebene Methode, nur mit dem

Unterschied, dass er die Canüle unter bestimmtem Winkel (130°) in der Fossa pterygoidea hochführt (Fig. 3).

3. Der quere Weg, welcher von einem Einstich unter dem Jochbogen in transversaler Richtung zur Schädelbasis führt und von verschiedenen Autoren mit Modificationen für die Erreichung des Foramen ovale angegeben wurde: Harris, Alexander, Offerhaus, Braun usw. (Fig. 4).

Fig. 3.

Fig. 4.

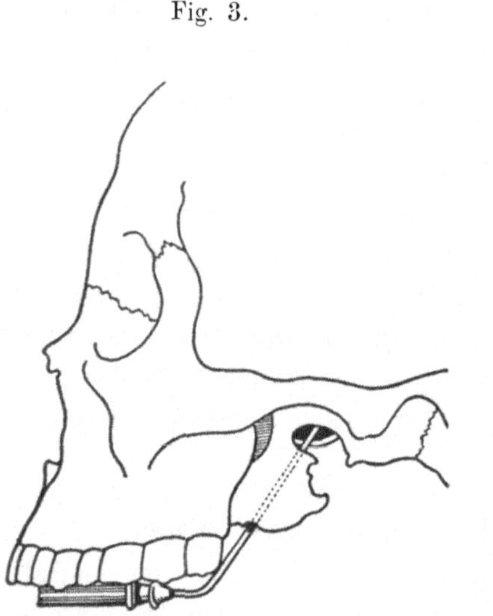

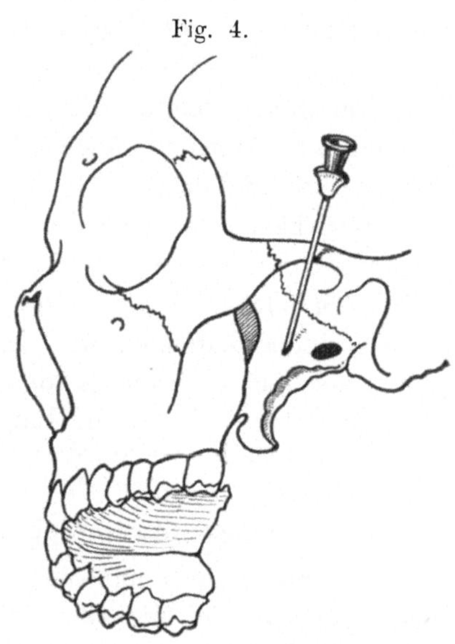

Der von Offerhaus für die Punction des Ganglion Gasseri vom Munde aus vorgeschlagene Weg.

Querer Weg zum 3. Trigeminusast nach Braun. Die von der Mitte des Jochbogens aus horizontal eingeführte Canüle findet Widerstand an der Lamina externa des Proc. pterygoideus, nach hinten tastend, erreicht sie dann die Gegend des Foramen ovale.

4. Die von mir in Verfolgung des Schlösser'schen Weges angegebene Methode der Punction des Ganglion Gasseri, die in Folgendem besteht:

Einstich an der Wange im Gebiet der oberen Molarzähne, Einführung der Nadel unter Vermeidung einer Perforation der Mundschleimhaut zwischen aufsteigendem Unterkieferast und Tuber maxillare zum Planum infratemporale, nach Erreichung des 3. Astes Einführung in den Schädel zum Ganglion (Fig. 9, 10, 14—16).

Zu diesen Methoden ist folgendes zu bemerken:

a) Punction des 3. Astes an der Schädelbasis.

Offerhaus, der das Verdienst hat, zum ersten Mal auf Grund anatomischer Messungen genaue Vorschriften für die Punction der Trigeminusäste angegeben zu haben, berechnet für den einzelnen Fall aus messbaren Distanzen (Schädelbreite in Höhe der Jochbögen, Alveolarfortsatzbreite des Oberkiefers) die Tiefe des Foramen ovale (und rotundum) und sucht nun mit Hilfe dieser Messung und eines besonderen, die Richtung garantirenden Instrumentariums die Nerven auf. Hierzu ist zu bemerken, dass jede Maassangabe und auch, wie wir uns durch genaue Nachrechnung seiner Tabellen überzeugt haben, die Offerhaus'schen Berechnungen nur Wahrscheinlichkeitswerthe geben, die im Einzelnen bei der Variabilität des Schädels uns nur bis zu einer Genauigkeit von $\frac{1}{2}$—1 cm Schwankungsbreite führen. Das Vorgehen von Offerhaus, das wir klinisch nachgeprüft haben, ist unseres Erachtens doch zu schematisch und rechnet nicht mit den Schwierigkeiten und Abnormitäten des einzelnen Falles. Wir ziehen jedenfalls die freihändige Punction vor. Auch wir wenden dabei Maassangaben an, sind uns aber bewusst, dass diese uns nur vor groben Irrthümern schützen können; der einzig sichere Wegweiser für die Erreichung des Nerven bleibt nach wie vor Knochenfühlung und die subjective Angabe des Patienten.

Der quere Weg zum 3. Ast ist nach der von Braun gegebenen Vorschrift bequem gangbar; jedoch ist bei der sehr variablen Breite der Lamina externa (s. S. 11) die Knochenfühlung an diesem Skeletttheil nicht sehr zuverlässig. Ich möchte daher mehr empfehlen, nach der Schlösser'schen Vorschrift, aber unter Vermeidung der Perforation der Mundhöhle und Beachtung der von mir aufgestellten Richtungsgesetze, zum 3. Ast zu gehen. Ueber die Methode Ostwalt habe ich keine Erfahrung; doch ist sie schon wegen Mangels an Asepsis den anderen Verfahren unterlegen.

b) Punction des Ganglion Gasseri.

Die Aufsuchung des Ganglion Gasseri von der Mundhöhle aus, wie sie Ostwalt und Offerhaus für die Neuralgiebehandlung vorschlagen, ist, wie Offerhaus selbst zugiebt, wenig zu empfehlen. Abgesehen von der unmöglichen Asepsis kommt die Nadel auf diesem Wege zu steil, hat in dem flachen Ganglion wenig Spielraum und bohrt sich sofort in das obere Duralblatt

des Cavum Meckeli ein. Auch der von Harris benutzte quere Weg
(3) führt nur schwierig zum Ziel und birgt die Gefahr der Verletzung
des Sinus cavernosus in sich. Meine Methode (4) entspricht der
Forderung, dass sie das Ganglion in seiner Längsachse durchbohrt,
aseptisch ist, und jede Nebenverletzung vermeidet. Sie ist zudem
als der einzige praktisch für die Localanästhesie erprobte Weg
zum Ganglion anzusprechen. Wir werden diese Technik im Folgenden an der Hand der Anatomie des Gebiets entwickeln.

Form und Grösse des Foramen ovale sind ausserordentlich
wechselnd. Man findet kaum einen Schädel, dessen Foramina ovalia

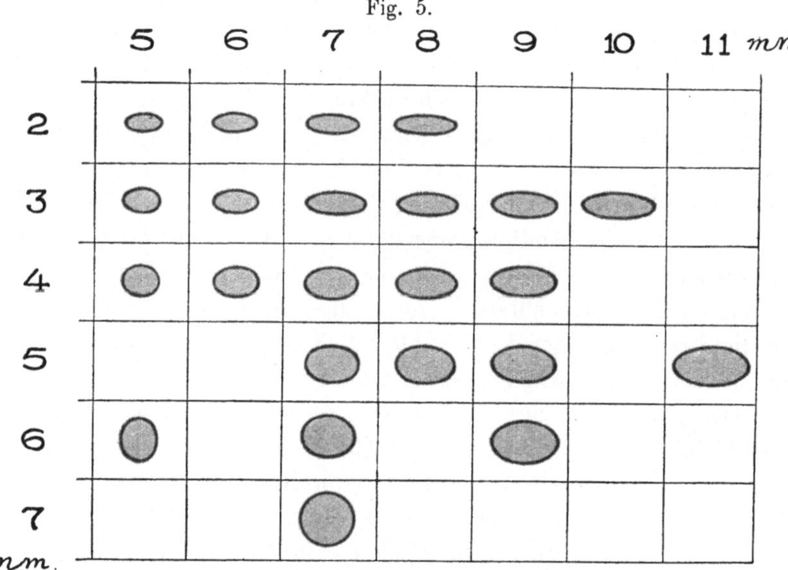

Fig. 5.

Schematische Darstellung der bei 116 Untersuchungen gefundenen Grössenverhältnisse des Foramen ovale, in natürlicher Grösse gezeichnet.

einander gleich sind. Die Gestalt wechselt vom schmalen Längsspalt
bis zur Kreisform; auch querovale sowie bisweilen Semmel- und
Nierenformen kommen vor. Die Länge, im Mittel 6,9 mm, variirt
zwischen 5 und 11 mm (Tabelle II, No. 1), die Breite zwischen
2 und $7^1/_2$ mm, mit einem Mittel von 3,7 mm (Tabelle II, No. 2).

Beifolgende Fig. 5 zeigt die von uns bei 116 Untersuchungen
gefundenen Grössenverhältnisse des Foramen ovale. Demnach
dürfte für die von uns gebrauchten Canülen (0,8 mm Dicke) stets
der Weg durch das Foramen ovale offen stehen. Immerhin be-

deutet nach meiner Erfahrung eine Breite unter 3 mm eine Erschwerung der Punction. Wir fanden diese ungünstige Breite in 8 pCt. der untersuchten Schädel (Tabelle II, No. 3). Bisweilen ist das Foramen ovale nicht allseitig knöchern umrandet, und steht entweder mit dem Foramen spinosum oder lacerum oder beiden in offener Verbindung (Tabelle II, No. 3). Ein multiples Foramen ovale dagegen, welches Offerhaus auffallend häufig (5 pCt.) fand, konnten wir in keinem Falle beobachten, wie auch die anatomische

Fig. 6.

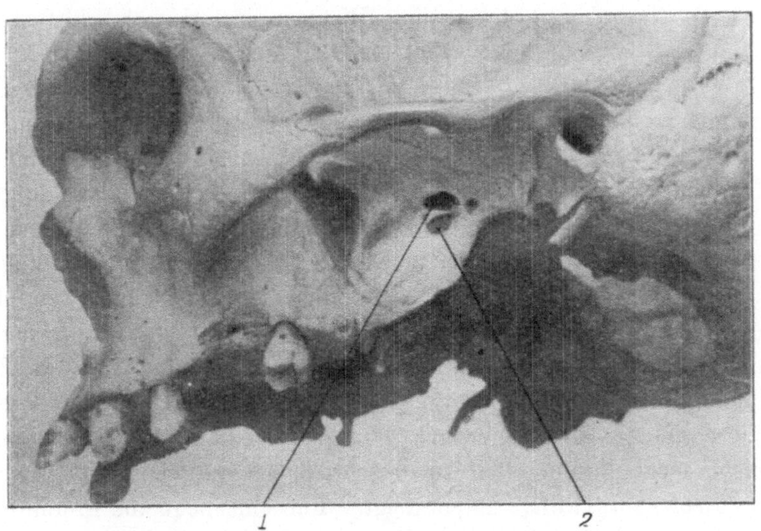

Durch Verknöcherung des Lig. pterygospinosum entstandenes „Foramen Civinini".
(Phot. nach einem Präparat der anatomischen Sammlung.)
1 For. ovale. *2* For. Civinini.

Literatur (Poirier, Testut) keine derartigen Fälle erwähnt. Dagegen sind atypische Venenemissarien („Foramina innominata", „venosa", „Vesalii") in der Nähe des Foramen ovale häufig.

Der Eingang zum Foramen ovale wird am vorderen Ende von der Lamina lateralis des Flügelfortsatzes, hinten von der Spina angularis überragt. Bei starker Entwickelung sind diese Knochenleisten durch ein Band verbunden, welches manchmal verknöchert (Lig. Civinini s. pterygospinosum, Fig. 6). Diese Verknöcherung braucht nicht ein Hinderniss für die Punction abzugeben. Liegt das Foramen ovale medial vom Foramen Civinini, so muss der quere Weg (Methode 3) erst durch das Foramen Civinini gehen, um an den N. mandibularis zu gelangen, was in praxi auf Schwierigkeiten stossen dürfte. Auch der Weg von vorn unten her (Methode 1 und 4) kann durch ein verknöchertes Lig. pterygospinosum bei gleichzeitiger Enge des Foramen ovale versperrt sein. Wir haben dieses Verhältniss jedoch nur einmal unter 134 Untersuchungen gefunden (Tab. II, No. 3), während wir die Verknöcherung selbst 9 mal [= 7 pCt.][1]) beobachteten. Die Entfernung des hinteren Randes des Foramen ovale vom Foramen spinosum ist ebenfalls grossem Wechsel unterworfen; sie variirt zwischen 0 und 6 mm (Tab. II, No. 4). Je kleiner diese Distanz, um so grösser ist theoretisch die Gefahr der Verletzung der Art. meningea media. Wir vermeiden diese Gefahr bei der Punction, indem wir das Foramen stets ganz allmählich tastend von vorn her aufsuchen.

Das Foramen ovale stellt eigentlich nicht ein Loch, sondern einen Knochencanal von ca. 1 cm Länge dar (Testut und Jacob), welcher den an dieser Stelle ca. 7 mm dicken Keilbeinflügel in schräger Richtung von unten aussen vorn nach oben innen hinten durchsetzt. Betrachten wir die Mündung dieses Canals von der Unterfläche des Schädels her, so finden wir an der vorderen äusseren Seite derselben, an der Längsseite, eine allmählich in das Planum infratemporale übergehende glatte Wölbung, während der hintere innere Umfang durch eine scharfe Leiste begrenzt ist, welche nach hinten steil zur Fissura sphenopetrosa, dem Lager der Tuba Eustachii emporsteigt. Für eine bequeme Einführung der Canüle bietet demnach die vordere äussere Längsseite die besten Chancen, da hier die Nadel über eine breit gewölbte Knochenfläche gleitet und das Foramen von der breiten Seite her fasst (s. Fig. 7, schräger Verticalschnitt durch das linke Keilbein und Felsenbein). Hierzu möchte ich gleichzeitig bemerken, dass das Planum infratemporale am Weichtheilschädel der Punctionsnadel stets eine völlig glatte und harte Knochenfläche darbietet, während die Nachbarschaft dieses Planum nach hinten und innen zu uneben, rauh, von Knorpel und fibrösem Gewebe bedeckt ist, und dadurch der Nadel das charakteristische Gefühl eines rauhen knirschenden Widerstandes giebt. Wir müssen auf glattem, hartem Knochenwege in das Foramen kommen,

---

1) Siehe die Bemerkung zu Tab. II, No. 10.

so wie wir die knirschende Unebenheit fühlen, sind wir falsch und müssen zurück nach vorn und aussen.

Diese Abweichung der Nadel auf die Unebenheiten der Felsenbeinpyramide, des Foramen lacerum oder der Fossa pterygoidea kann leicht vorkommen, wenn man sich einseitig an den Winkel zwischen Lamina externa des Keilbeinflügels und Planum infratemporale hält. Man bedenke stets, dass das Foramen ovale nach aussen von diesem Winkel gelegen ist, und dass in vielen Fällen die Lamina externa so schmal ist, dass zwischen ihrem

Fig. 7.

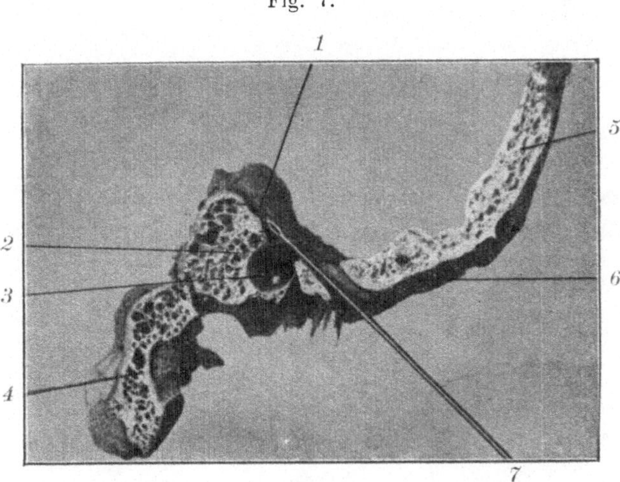

Sagittalschnitt durch das Foramen ovale. Der Schnitt liegt in einer etwas schräg gestellten Verticalebene entsprechend der in das Ganglion Gasseri eingeführten Canüle.
1 Impressio trigemini.   *2* Felsenbein.   *3* Canalis caroticus.   *4* Os occipitalis.
5 Grosser Keilbeinflügel.   *6* Planum infratemporale.   *7* Canüle im For. ovale.

hinteren Rand und dem Foramen ovale noch ein beträchtliches Stück Weges offen bleibt, welches bis 8 mm gross sein kann. Fig. 8 zeigt einige Schädelvariationen, die dieses Verhältniss zwischen Foramen ovale und Flügelfortsatz veranschaulichen. Versucht man für diese Verhältnisse einen messbaren Ausdruck zu finden, indem man die Breite des äusseren Keilbeinflügels an der Basis (Fig. 8, *fα*), zum andern die Entfernung seines vorderen Randes vom Foramen ovale (Fig. 8, *fβ*) misst, so ergeben sich die in Tab. II, No. 5 geschilderten Zahlenverhältnisse.

Die Vorschrift, die für die Knochenfühlung vom Planum infratemporale zum Foramen ovale zu beobachten ist, ist demnach folgende:

Man gehe allmählich von vorn nach hinten, halte sich dabei stets lateral von der Lamina externa und weiche nie von glatter, harter Unterlage ab. Die Spitze der Nadel beschreibt dabei einen nach aussen convexen Bogen.

Fig. 8.

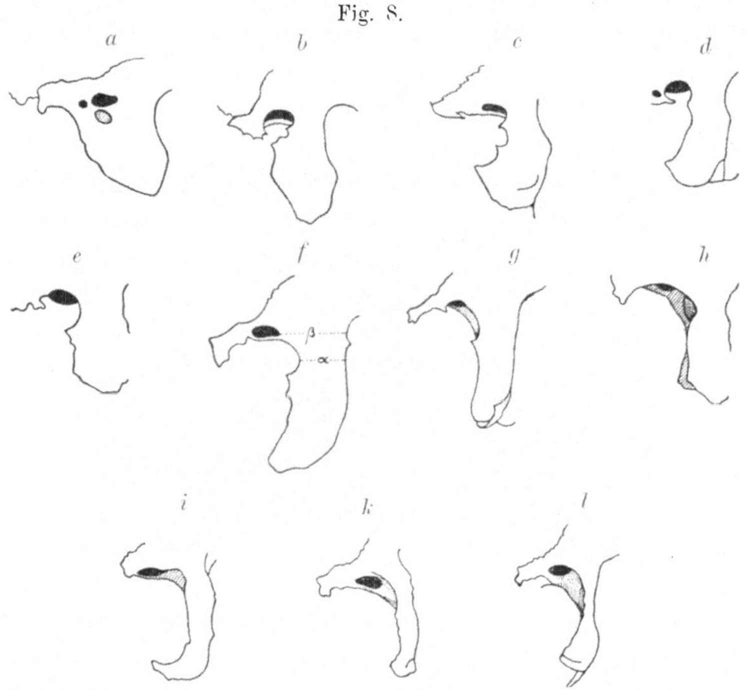

Lamina externa processus pterygoidei und Foramen ovale. Rechte Schädelseite von aussen gesehen.

a Lamina externa und Spina angularis sind verwachsen und bilden das Foramen Civinini. b—f Breite Form der Lamina externa. g—l Schmale Form der Lamina externa. Zwischen Foramen ovale und Lamina externa sieht man mehr oder minder weit die dahinter liegenden Theile der Schädelbasis (Fossa pterygoidea, Fossa scaphoidea) hervorragen.

Verfolgen wir nun den Weg in den Schädel weiter! Für die richtige Punction des Ganglion Gasseri haben wir die Forderung der Einhaltung der sogen. Trigeminusachse aufgestellt, das ist eine von der Mitte der Impressio trigemini des Felsenbeins durch die Mitte des Foramen ovale gehende Gerade (Fig. 9 u. 10).

Fig. 9.

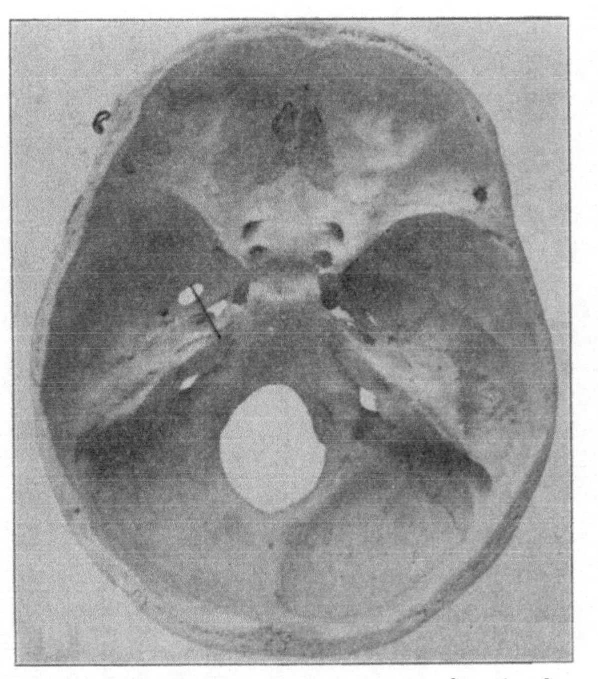

Methode des Verfassers für die Punction des Ganglion Gasseri. Schädelbasis, von oben gesehen, mit der ins Foramen ovale bis zur Impressio trigemini eingeführten Canüle.

Fig. 10.

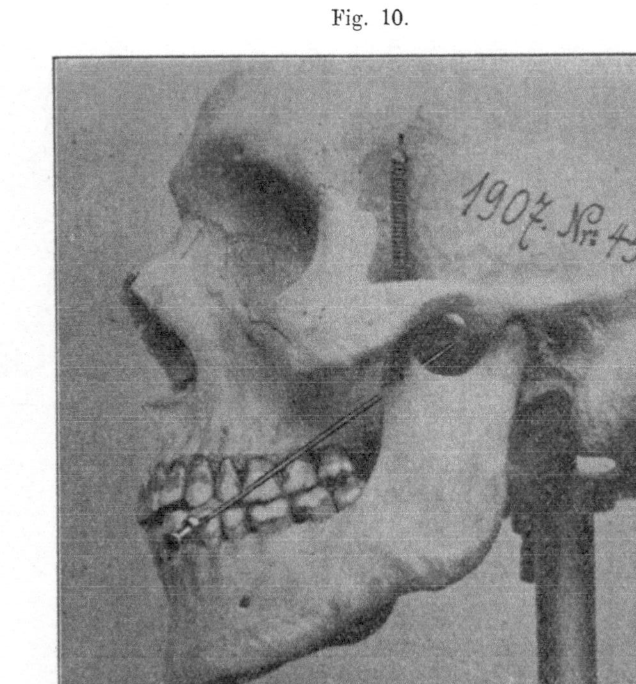

Dieselbe Methode wie Fig. 9. Man sieht die in richtiger Achse zwischen aufsteigendem Unterkieferast und Tuber maxillare ins Foramen ovale eingeführte Canüle.

Nur eine in dieser Richtung in den Schädel eingeführte Canüle vermeidet Nebenverletzungen der dem Cavum Meckeli benachbarten Gebilde, nämlich des Sinus cavernosus, der Carotis interna, des Sinus petrosus superior und des Gehirns. Wenn wir oben gesagt haben, dass das Foramen ovale nicht ein einfaches Loch, sondern einen ca. 1 cm langen Knochencanal bildet, so finden wir nunmehr, dass die Längsachse dieses Canals dieser Trigeminusachse entspricht, mit andern Worten, der vorderen Fläche der Felsenbeinpyramide parallel verläuft (Fig. 11a); würde sie das nicht thun und z. B. steiler verlaufen (Fig. 11b), so würde die Canüle nicht in's Ganglion, sondern durch die Dura in den Schläfenlappen gerathen; verliefe sie flacher, so bestünde die Gefahr, dass die

Fig. 11a.   Fig. 11b.

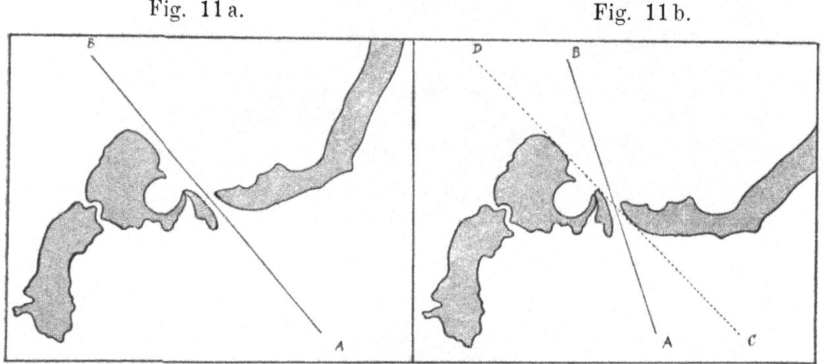

Schematische Darstellung der Trigeminusachse. (Richtung der Canüle zum Ganglion Gasseri.)

Fig. 11a. Normaler Typus, Längsachse des Knochenkanals des Foramen ovale und Neigung des Felsenbeins liegen in einer Richtung *A B*.

Fig. 11b. Seltene Variation. Die Längsachse des Knochenkanals des Foramen ovale *A B* steht steiler als die Neigung des Felsenbeins *C D*.

Canüle von oben her durch das Foramen lacerum die Carotis interna ansticht. Letzteres Verhalten fanden wir niemals, das erstere weniger gefährliche Verhalten sehr selten (3 mal bei 114 Untersuchungen) und auch in diesen Fällen von Incongruenz zwischen Neigung der Felsenbeinpyramide und Längsachse des Foramen ovale-Canals genügt es praktisch, wenn die Nadel von von unten aussen nach oben innen kommend, den Canal des Foramen ovale in diagonaler Richtung durchquert und dadurch in die Richtung der Felsenbeinneigung gelangt, wie Fig. 11b *CD* veranschaulicht.

Von Wichtigkeit ist die Frage, wie tief wir mit der Nadel in das Foramen ovale eingehen dürfen. Wir müssen deshalb den Abstand zwischen oberem Rand der Felsenbeinpyramide und hinterem unterem Rand des Foramen ovale messen und finden (Tabelle II, No. 6) ein Minimum von 14 mm, ein Maximum von 23 mm und ein Mittel von 19 mm. Maassgebend ist das Minimum (**1,4 cm**), gehen wir tiefer, so laufen wir Gefahr, durch den Trigeminushauptstamm hindurch die Cysternen der hinteren Schädelgrube (Cysterna pontis) zu punctiren. Es ist uns dies am Lebenden thatsächlich passirt und wir erhielten Liquorausfluss. Man erhält, wenn man sogleich die Nadel etwas zurückzieht, und darauf langsam injicirt, eine sehr schöne und sichere Leitungsanästhesie des Trigeminushauptstammes. Immerhin ist vor diesem tiefen Vorgehen zu warnen, da man dabei Gefahr läuft, den Sinus petrosus superior anzustechen, oder das Mittel statt in das Ganglion in die hintere Schädelgrube zu injiciren, was Nebenerscheinungen (Erbrechen) zur Folge hat.

Verfolgen wir nun die erwähnte Trigeminusachse nach unten, so finden wir, dass sie die Fossa infratemporalis durchquert und genau in der Mitte zwischen aufsteigendem Ast des Unterkiefers und Tuber maxillare hindurchläuft. Für die Wahl des Einstichpunktes ist wichtig zu wissen, wo die seitliche Projection dieser Achse auf den Oberkiefer den Alveolarrand schneidet. Dieser Punkt ist von zwei verschiedenen Factoren abhängig, nämlich:

1. von dem mehr oder minder steilen Verlauf der Trigeminusachse, 2. von dem Verhalten des Oberkiefers.

Nach Fig. 12 wird die Achse, je steiler sie ist, um so weiter nach hinten den Oberkiefer treffen; andererseits wird nach Fig. 13 eine gleich steil verlaufende Achse einen mehr oder minder hochgebauten Oberkiefer weiter vorn oder hinten erreichen und dadurch flacher oder steiler erscheinen. Was auch der wirkliche Grund dieses Verhaltens im Einzelfalle sei, für die Praxis läuft beides auf eins hinaus, nämlich, dass wir den Einstichpunkt nicht an einer genau bestimmbaren Stelle suchen dürfen, z. B. in der Höhe eines gewissen Molarzahns, sondern dass der Einstichpunkt in gewissen Grenzen variirt. Wir dürfen nicht erwarten, dass wir von einem irgendwie gewählten Einstichpunkt sofort in den Schädel eindringen und unser Ziel erreichen, sondern müssen uns häufig auf eine mehrmalige Punction gefasst machen, welche den Einstichpunkt wechselt,

Fig. 12.

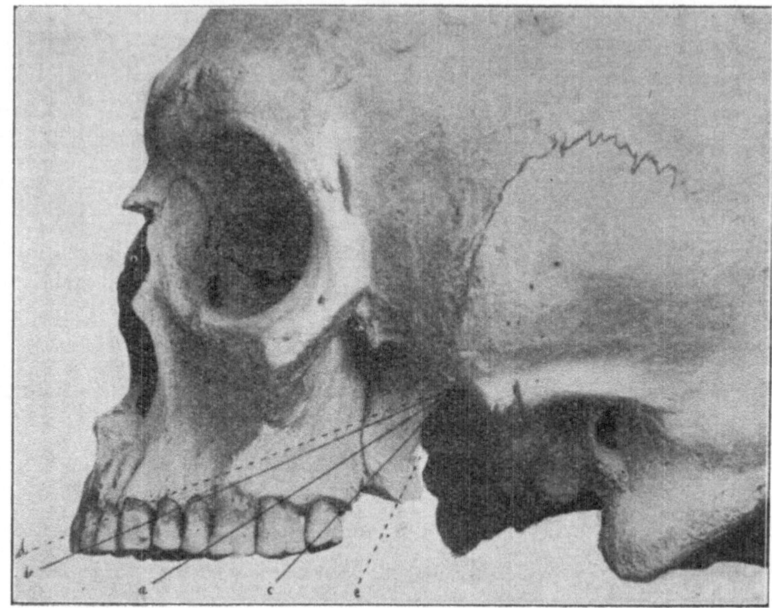

Projection verschieden steiler Trigeminusachsen auf den Oberkiefer, um die Variabilität des Einstichpunktes zu zeigen.

a mittelsteile, *b* flache, *c* steile, *d* überflache, *e* übersteile Achse.

Fig. 13.

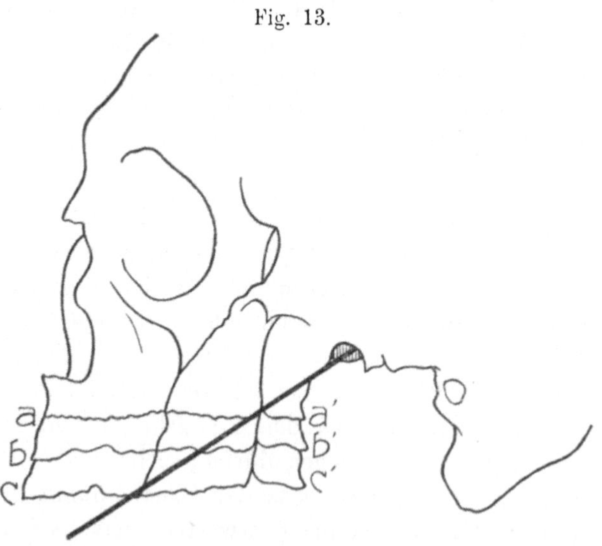

Projection einer gleich steilen Trigeminusachse auf einen verschieden hohen Alveolarfortsatz des Oberkiefers.

a a' kurzer Oberkiefer, Achse scheinbar steil, *b b'* mittelhoher Oberkiefer, Achse scheinbar mittelsteil, *c c'* hoher Oberkiefer, Achse scheinbar flach.

bis sie die richtige Achse erreicht hat und nun ohne Widerstand in die Schädelhöhle einlenkt, ein Verhalten, das wir oben mit dem Ausdruck „concentrische Punction" bezeichnet haben.

Wir haben nun an verschiedenen Schädeln das Verhalten der Trigeminusachse zum Oberkiefer untersucht und bezeichnen (Fig. 12, *a*) als „mittelsteil" eine Achse, welche den oberen Alveolarrand in Höhe des mittleren Molarzahns trifft. „Steil" (*c*) bedeutet Schnittpunkt der Achse mit dem hinteren Rand des Alveolarfortsatzes, „übersteil" (*e*) noch weiter nach hinten; „flach" (*b*) bedeutet

Fig. 14.

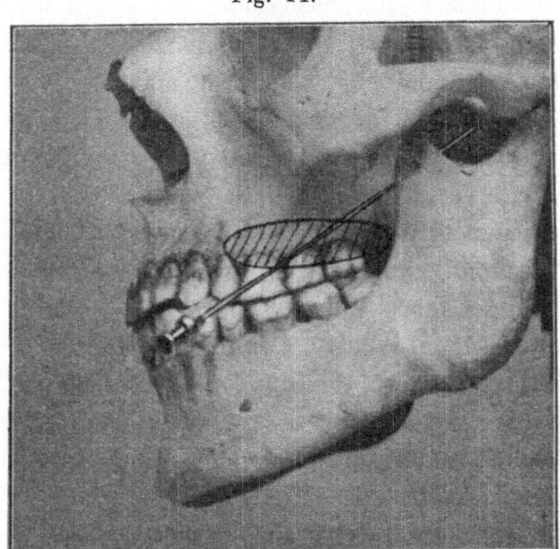

Lage und Grösse der Hautquaddel für die Punction des Ganglion Gasseri.

Schnittpunkt unterhalb des Jochbeinfortsatzes in Höhe des ersten Molarzahns, „überflach" (*d*) weiter nach vorn davon. Die gefundenen Werthe sind in Tab. II, No. 7 eingetragen. Es ergiebt sich daraus, dass die mittelsteile Achse die häufigste ist, und dass in 90 pCt. der Schädel die Achse den oberen Alveolarrand im Gebiet der oberen 3 Molarzähne schneidet (Fig. 12 *b*, *a*, *c*). Wir werden mithin den Einstichpunkt in der Norm gegenüber dem 2. oberen Molarzahn annehmen (natürlich aussen auf der Wange), und wenn wir hier nicht zum Ziel kommen, ihn in einer Linie variiren, welche parallel dem Alveolarrand nach hinten bis zum aufsteigenden Unterkieferast, nach vorn bis ins Gebiet der oberen Prämolarzähne reicht (Fig. 14).

Schlösser stellt bei der Beschreibung seines Weges zum 3. Ast (Methode No. 1, S. 5) die Forderung auf, dass man vom Munde aus den grossen Keilbeinflügel, also das Planum infratemporale, mit dem Finger erreichen solle, ein Vorgehen, dessen Möglichkeit Braun mit Recht für viele Fälle bezweifelt. Die Möglichkeit dieser Fingerfühlung ist abhängig von dem Abstand zwischen aufsteigendem Unterkieferast und Tuber maxillare. Dieser beträgt nach unseren Messungen (Tab. II, No. 8) im Minimum 8 mm, im Maximum 18,5 mm, im Mittel 12,8 mm. Bei einem Abstand über 1,2 cm dürfte es im Allgemeinen möglich sein, mit dem Finger diesen Engpass zu passieren. Wir sahen dieses Verhalten in 76 pCt. der Fälle.

Nachdem wir nunmehr einen Knochenweg für das Foramen ovale festgelegt haben, müssen wir die Verhältnisse der Weichtheile betrachten, die unsere Canüle von der Wange bis zum Ganglion Gasseri zu passiren hat.

In der seitlichen Wangengegend, gegenüber dem Alveolarrand des 2. oberen Molarzahns, hatten wir unseren Einstichpunkt gewählt. Die Spitze der Canüle durchbohrt die Haut und befindet sich im Bichat'schen Wangenfettkörper. Der in den Mund des Patienten geführte Finger fühlt die Nadel von der Schleimhaut aus und geleitet die vorrückende Spitze derselben durch den ersten Engpass zwischen Unterkieferrand und Tuber maxillare hindurch. Der Finger sorgt dafür, dass die Schleimhaut des Vestibulum oris intact bleibt, was durch eine Bogenbewegung der Nadel um den M. buccinator herum erreicht wird. Die Nadel geht also zwischen M. buccinator (medial) einerseits und M. masseter, Unterkiefer mit Processus coronoideus und M. temporalis (lateral) andererseits hindurch in die Fossa infratemporalis und erstrebt nun unter Durchbohrung des die ganze Fossa ausfüllenden M. pterygoideus externus das Planum infratemporale zu erreichen, wobei, wie wir oben gesehen haben, nur in einem Theil der Fälle Fingerfühlung behilflich sein kann. Wir bedürfen daher anderer Anhaltspunkte. Dies ist einmal die Tiefe. Ehe wir die Nadel einstechen, markiren wir mit dem Schieber einen Abstand von **5—6 cm,** bei Vorwölbung der Wangengegend durch einen Tumor noch mehr. Wir sind dadurch stets über die erreichte Tiefe orientirt und können uns so vor groben Irrthümern schützen. In zweiter Linie müssen wir schon jetzt auf die Einhaltung einer bei Betrachtung des ganzen Schädels

erkennbaren Richtung achten, und wir haben hierbei durch sorg-
fältige Beobachtung und viele Untersuchungen für die Punction des
Foramen ovale folgende Anhaltspunkte als unerlässlich feststellen
können:

1. Genau von vorn betrachtet (man muss bei dieser Richtungsbestimmung ähnlich dem Zeichner nur mit einem Auge sehen
und eventuell unter Zuhilfenahme einer zweiten frei vorgehaltenen
Canüle visiren) zeigt die ins Ganglion eingeführte Canüle auf die
Pupille des gleichseitigen Auges (Fig. 15). Beachten wir
diese Regel, so vermeiden wir, dass wir uns nach aussen in die
Fossa temporalis, nach innen in die Tuben- und Pharynxgegend
verirren.

Fig. 15.   Fig. 16.

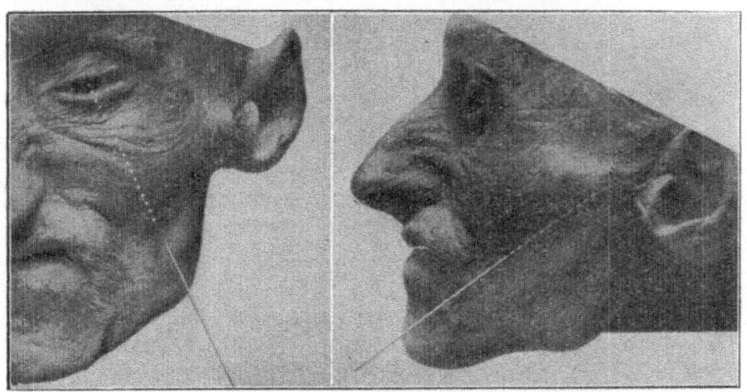

Fig. 15. Die Canüle ist nach der Methode des Verfassers in das Ganglion Gasseri
eingeführt. Die Canüle zeigt bei Betrachtung von vorn nach der Pupille des
gleichseitigen Auges. (Phot. nach einem Leichenpräparat.)
Fig. 16. Dasselbe Präparat. Die Canüle zeigt bei seitlicher Betrachtung nach
dem Tuberculum articulare des Jochbogens.

2. Bei genau seitlicher Betrachtung zeigt die Canüle auf
das Tuberculum articulare des Jochbogens (Fig. 16). Beachten wir diese Regel nicht, so kann es passiren, dass wir zu
weit nach vorn in die Fossa pterygopalatina gelangen oder zu weit
nach hinten in die Gegend des Foramen caroticum und des Foramen
jugulare; namentlich den letzteren Weg, nämlich die Einführung
der Nadel statt ins Foramen ovale in den medialen Theil des
Foramen jugulare, haben wir an der Leiche mehrmals fälschlich
eingeschlagen, und die Canüle erschien an der Schädelbasis an der
Eintrittsstelle des N. vagus und glossopharyngeus in die Dura.

2*

Fig. 17.

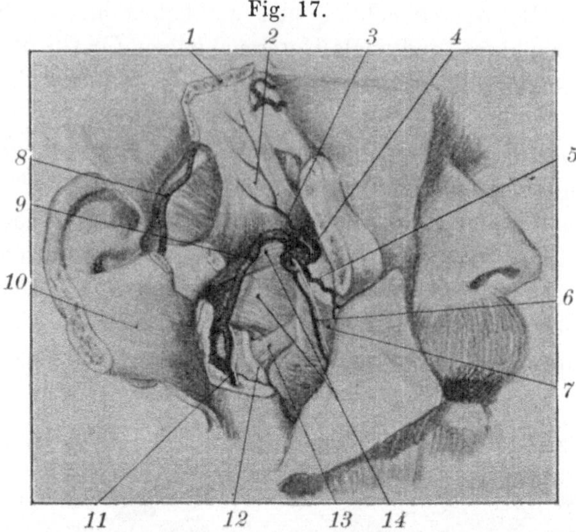

Normaler Verlauf der A. maxillaris interna an der Aussenseite des M. pterygoideus externus. (Nach Poirier.)

1 Proc. coronoideus. *2* M. temporalis. *3* A. temp. prof. ant. *4* A. infraorbitalis.
5 A. alv. sup. post. *6* A. et N. buccinat. *7* M. buccinator. *8* A. temp. superf.
9 A. maxillaris int. *10* M. masseter. *11* A. et N. alveol. inf. *12* N. lingualis.
13 M. pterygoideus int. *14* M. pterygoideus ext.

Fig. 18.

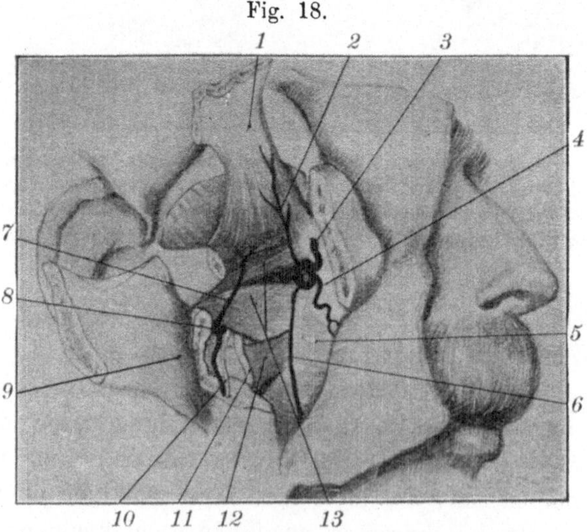

Atypischer Verlauf der A. maxillaris interna an der Innenseite des M. pterygoideus externus. (Nach Poirier.)

1 M. temp. u. Proc. coron. *2* A. temp. prof. ant. *3* A. infraorbitalis. *4* A. alv.
post. sup. *5* M. buccinat. *6* A. buccinat. *7* A. temp. prof. post. *8* A. maxill. int.
9 Masseter. *10* A. et N. alv. inf. *11* N. ling. *12* M. pteryg. int. *13* M. pteryg. ext.

Der Abstand des Foramen caroticum und des Foramen jugulare (Pars nervina) vom Foramen ovale ist sehr variabel. Ersterer beträgt nach Tab. II, No. 4 im Minimum 8 mm, im Maximum 17 mm, im Mittel **12,7** mm, letzterer 15—28, im Mittel **20** mm.

Die Beachtung der oben gegebenen Vorschrift über die Richtung schützt uns sicher vor diesem Irrweg, ausserdem natürlich die Knochenfühlung am Planum infratemporale (s. das S. 10—12 Gesagte). Der M. pterygoideus externus wird nahe seinem Ursprung an Flügelfortsatz und Tuber maxillare durchbohrt, oft geht die Canüle zwischen den beiden Ursprungsköpfen hindurch.

In der Fossa infratemporalis kreuzen wir ausser dem M. pterygoideus ext. noch die A. maxillaris interna. Allgemein ist zur Gefahr der Gefässverletzungen bei diesen Punctionen zu bemerken, dass nur die Anwendung grober und mit langer Spitze versehener Canülen und ungeschicktes Hantiren zu grösseren Gefässverletzungen und anschliessendem Hämatom führt. Mit der Wahl feiner Canülen, welche mit einer flachen Spitze versehen sind, und durch ein Vorgehen, welches ohne viel hin und her zu stochern, stracks in die Tiefe geht, und, wird der richtige Weg nicht bald gefunden, von einem neuen Einstichpunkt von frischem zu punctiren anfängt, wird die Gefahr grösserer Gefässverletzungen minimal. Wir haben, seit wir diese Vorschriften befolgen, abgesehen von kleinen, erst nach einigen Tagen bemerkbaren Verfärbungen der Haut, niemals bei der Punction des Ganglion Hämatome bekommen.

Die A. maxillaris interna ist bekanntlich in ihrem Verlauf variabel.

1. Bei dem häufigeren Verhalten (Fig. 17) verläuft sie, von der Innenseite des Unterkieferhalses kommend, an der Aussenseite des horizontal gestellten M. pterygoideus externus und biegt erst in der Höhe des Tuber maxillare medialwärts um. Bei diesem Verhalten bleibt sie stets lateral und oben von unserer Canüle.

2. In selteneren Fällen (Fig. 18) geht die Arterie am Hals des Unterkiefers mit der hier entspringenden A. meningea media unter die Sehne des Pterygoideus externus und verläuft an dessen Innenseite. Bei diesem Verlauf ist die Gefahr einer Collision mit unserer Canüle vorhanden. Bei einem Leichenpräparat, das dieses Verhalten aufwies, zeigte es sich, dass hierbei die Arterie vom Schaft der am Planum infratemporale entlang geführten Nadel nach innen zu bei Seite gedrückt wurde. Hierzu möchte ich noch bemerken, dass

man bei diesen Erwägungen über Gefässverletzungen nicht an die Abbildungen vieler anatomischer Lehrbücher denken darf, welche die Blutgefässe entsprechend den durch die anatomischen Injections-methoden geschaffenen Verhältnissen in monströsen Verdickungen abbilden, wie man sie niemals am Lebenden findet.

Die A. meningea media endlich kommt bei Beachtung unserer technischen Vorschriften für eine Verletzung nicht in Frage (s. S. 10).

Endlich ist für uns von grosser Wichtigkeit das Verhalten der Tuba Eustachii. Wie aus Fig. 19 ersichtlich, verläuft dieselbe

Fig. 19.

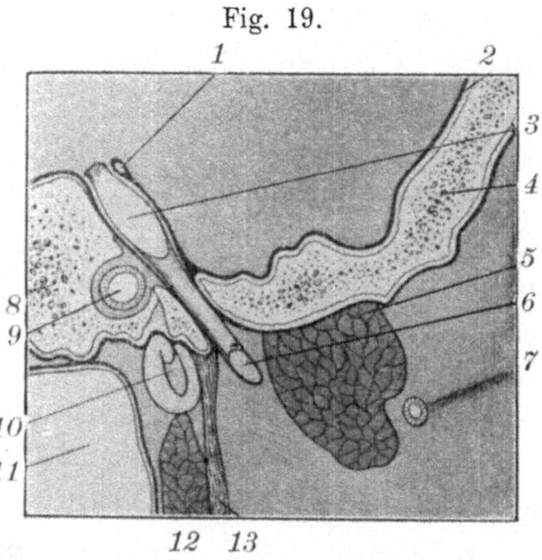

Schematische Darstellung des Ganglion Gasseri, des 3. Trigeminusastes, der Dura mater, des Sinus petrosus superior, der Carotis interna und der Tuba Eustachii (unter Zugrundelegung des Knochenschnitts Fig. 7).

1 Sinus petrosus sup. *2* Dura. *3* Ganglion Gasseri. *4* Grosser Keilbeinflügel. *5* M. pterygoid. ext. *6* N. mandibularis V_3. *7* A. maxill. int. *8* Felsenbein. *9* Carotis int. *10* Tuba Eustachii. *11* Pharynx. *12* M. levator veli palat. *13* M. tensor veli palat.

in allernächster Nähe des Foramen ovale. Geräth nun die Canüle medialwärts vom Foramen ovale zur Schädelbasis, so gleitet sie ohne Widerstand durch die Weichtheile der Tube und des Pharynx, um endlich irgendwo am Felsenbein oder Hinterhauptbein einen unerwarteten Knochenwiderstand zu finden. Am Lebenden ist uns dieser Irrweg passirt; der Patient äussert Schmerzen im Ohr, die sehr heftig sein können und die injicirte Lösung läuft unter Um-ständen in den Pharynx. Visirt man jetzt die Canüle von vorn, so zeigt sie zu weit nach innen. Der beste Schutz gegen diesen

Fehler ist genügend steile Haltung der Canüle und genaue Befolgung der Richtungsvorschriften (S. 19).

Durch das **Foramen ovale** gehen folgende Gebilde:

1. Der 3. Ast des Trigeminus (N. **mandibularis**) mit der motorischen Portion dieses Nerven (N. **masticatorius**).

2. Ein kleiner Ast der A. maxillaris interna, die A. **meningea parva**; sie pflegt an der Innenseite des Nerven zu verlaufen.

3. Das Venengeflecht des **Rete venosum foraminis ovalis**, welches den Sinus cavernosus mit dem Plexus pterygoideus verbindet.

Die Blutgefässe des Foramen ovale sind für uns praktisch belanglos. Der Nervus mandibularis bildet das Ziel der extracranialen Punction und durch die subjectiven Angaben des Patienten den Wegweiser für die intracraniale Punction des Ganglion Gasseri. Es kommt jedoch bei der Letzteren häufig vor, dass man an diesem Nerven vorbei durch ein weites Foramen zum Ganglion gelangt und dass, ohne dass Patient ein Gefühl im dritten Ast angiebt, sofort Schmerzen in den oberen Zähnen geäussert werden.

Bevor wir die Spitze der Nadel von der Fossa infratemporalis in das Foramen ovale lenken, haben wir die Vorsicht zu beachten, dass wir den Schieber der Canüle $1^1/_2$ cm von der Hauteinstichstelle zurückschieben, um so über die Tiefe des weiteren Vordringens orientirt zu sein (vgl. S. 15).

Betrachten wir nunmehr die **Anatomie des Cavum Meckeli und des Ganglion Gasseri** (Fig. 20 u. 21). Der Stamm des N. trigeminus entspringt im Bereiche der hinteren Schädelgrube aus der Brücke, durchläuft zunächst den weiten mit Cerebrospinalflüssigkeit gefüllten Raum der Cysterna pontis und tritt darauf zwischen Sinus petrosus superior und oberem Rand des Felsenbeins durch ein weites ovales Thor der Dura mater, den Porus trigemini, in das der mittleren Schädelgrube angehörige Cavum Meckeli ein. Er hat weniger die Gestalt eines compacten Nervenstammes, als die eines Bündels locker zusammenliegender Nervenfasern, welche bekanntlich nur von Pia mater bekleidet sind. Im Cavum Meckeli bildet der Nerv die Area triangularis und strahlt in das **Ganglion semilunare** aus, welches sich längs der Wurzel des grossen Keilbeinflügels nach vorn erstreckt und durch die Fissura orbitalis superior, das Foramen rotundum und ovale die drei Trigeminusstämme entsendet.

Das Verhalten des Ganglion zu den Wänden des aus einer Duplicatur der Dura mater gebildeten Cavum Meckeli ist folgendes: Mit der Unterlage, dem zugleich als Schädelperiost dienenden Dural-

Fig. 20.

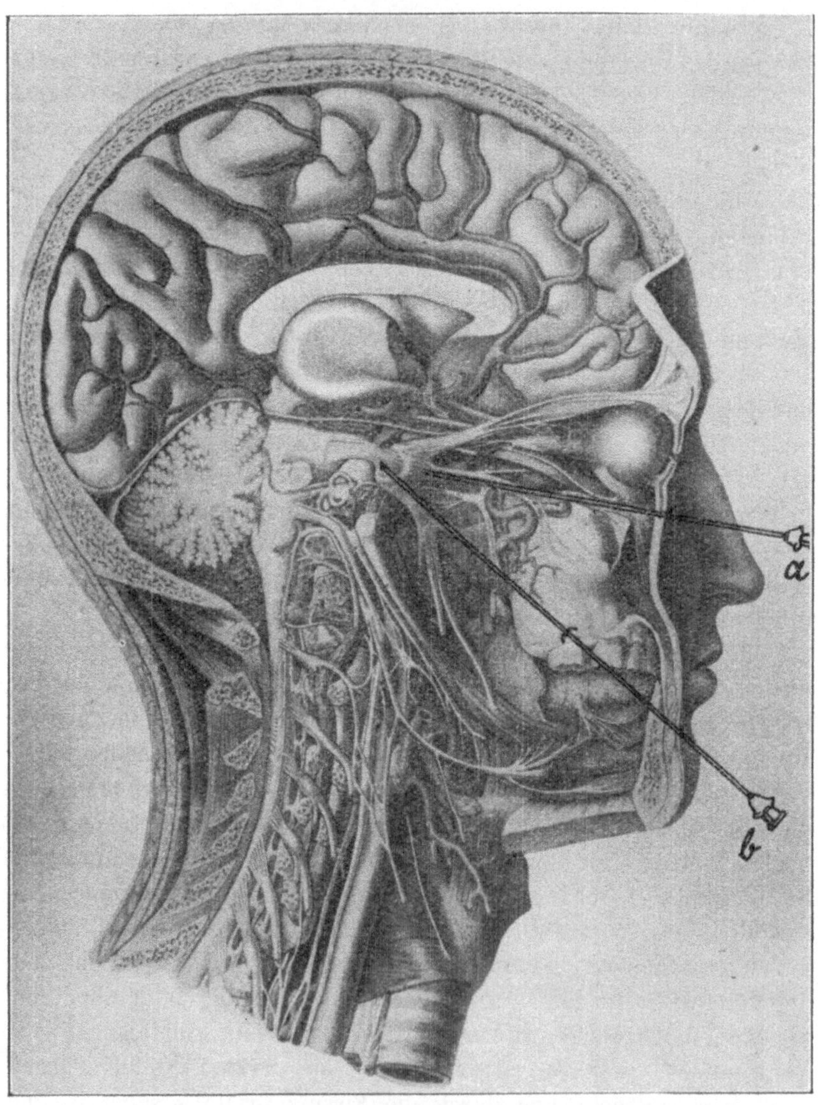

Kopfnerven nach Arnold. Seitliche Ansicht.
Die Canüle *a* ist auf orbitalem Wege in das Foramen rotundum eingeführt (vergl. S. 36 u. 46), Canüle *b* durch das Foramen ovale ins Ganglion Gasseri.

blatt, ist das Ganglion durch lockeres Bindegewebe nur lose im Zusammenhang, mit der oberen Duralwand dagegen innig verschmolzen. Die drei Trigeminusstämme verlassen das Ganglion Gasseri als compacte, mit der Dura innig verwachsene Nerven-

Fig. 21.

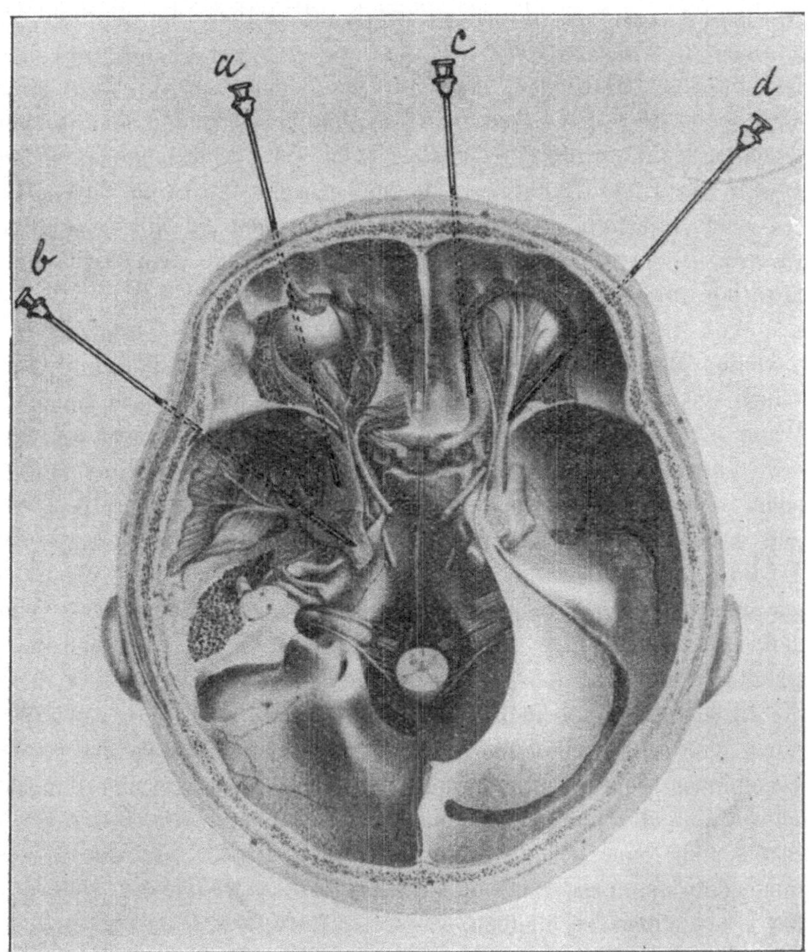

Schädelbasis nach A r n o l d , mit Kopfnerven.
Canülen *a* und *b* wie in Fig. 20, Canüle *c* ist durch die Orbita zu den Nn. ethmoidales, Canüle *d* zu den Nn. frontalis und lacrimalis geführt.

stämme. Der motorische Antheil des Trigeminus betheiligt sich natürlich nicht an der Ganglionbildung. Er entspringt als Portio minor vor der sensiblen Portio major, verläuft dann an der Unterseite des Ganglion und schliesst sich dem dritten Ast an.

Aus diesem Verhalten der Nerven geht hervor, dass der Widerstand gegen eine unter Druck in das Cavum Meckeli eingespritzte Flüssigkeit am geringsten ist unterhalb des Ganglion und an der Eintrittstelle des Trigeminushauptstammes in das Cavum Meckeli. Es besteht daher für die eingespritzte Flüssigkeit die Möglichkeit, durch den Porus trigemini in die Cysterna pontis auszuweichen. Bei brüskem Einspritzen von Farblösung am Cadaver lässt sich dies beobachten und ausser dem Ganglion eine Färbung sämmtlicher Arachnoidealräume der Hirnbasis erzielen. Sehr wohl möglich scheint es mir, dass der klinisch von uns und von Heymann im Anschluss an eine Injection reichlicher Lösungsmengen in das Ganglion Gasseri beobachtete Schlafzustand auf diese Arachnoidealinfiltration zurückzuführen ist.

Von grösster Wichtigkeit ist für uns ferner das Verhalten der medialen Wand des Cavum Meckeli, welche die Scheidewand desselben gegen den Sinus cavernosus darstellt. Diese mediale Wand ist ein dünnes, durchscheinendes Durablatt. Der erste Ast des Trigeminus lenkt mit einer knieförmigen Abbiegung sofort nach seinem Austritt aus dem Ganglion in dieses Durablatt ein und verschmilzt mit ihm so innig, dass eine makroskopische Trennung der Sinuswand vom Nerven nicht möglich ist. Wenn in anatomischen Büchern die Nn. trigeminus I, oculomotorius und abducens als „in der lateralen Wand" des Sinus verlaufend dargestellt werden, so muss dies Verhalten dahin ergänzt werden, dass die Beziehung der beiden Augenmuskelnerven zur Seitenwand des Sinus eine ungleich lockerere ist, als die des ersten Astes des Trigeminus. Spritzt man in das Ganglion Gasseri geringe Mengen schwer diffundirender Lösungen, wie Tinte oder Jodtinctur, ein, so erhält man eine schöne Infiltration des Ganglion und des Trigeminushauptstammes, während der Sinus cavernosus und die Cysternen der Arachnoidea frei bleiben, wässerige Methylenblaulösung dagegen diffundirt sowohl in den Sinus, als in die Cysternen. Auf dem geschilderten Verhalten des Sinus cavernosus zum Cavum Meckeli beruht die Erscheinung, dass wir Anfangs bei zu brüsker Injection von Lösungsmengen über 1 ccm bisweilen ein Uebergreifen der lähmenden Wirkung des Novocains auf die Augenmuskelnerven beobachteten, welches sich entweder in kurz vorübergehender Weite der betreffenden Pupille oder in einer ebenfalls vorübergehenden Parese des Abducens äusserte (vgl. S. 63).

Zusammenfassung. 1. Für die Injection des dritten Trigeminusstammes in der Fossa infratemporalis ist die von verschiedenen Autoren angewendete, von Braun zuletzt präcisirte Technik des queren Weges (s. S. 6, Methode 3) ausreichend, kann jedoch durch Varietäten der Schädelbasis (zu schmale Lamina externa des Flügelfortsatzes, Lig. pterygospinosum osseum) vereitelt werden. Mir scheint daher auch für diese Punction der Weg von vorne her (Methode 4) empfehlenswerther.

2. Für die Punction des Ganglion Gasseri eignet sich am besten die von mir angegebene Methode.

3. Die Einzelheiten der Technik bei der Punction des Ganglion Gasseri sind folgende:

a) Einstich an der Wange in Höhe des Alveolarrandes des zweiten oberen Molarzahnes, Anlegung einer breiten Quaddel, welche ein Variiren des Einstichpunktes nach vorne oder hinten, nach dem Princip der concentrischen Punction, gestattet.

b) Vor dem Einstich der Punctionscanüle, welche 0,8 mm dünn, 10 cm lang und mit flach abgeschliffener Spitze versehen sein muss, wird an derselben die voraussichtliche Punctionstiefe bis zum Planum infratemporale (5—6 cm) mit Hülfe eines aseptischen Maassstabes durch den an der Canüle angebrachten Schieber markirt.

c) Einleiten der Canüle unter Fingerfühlung zwischen vorderem Rand des aufsteigenden Unterkieferastes und Tuber maxillare um den M. buccinator herum zur Fossa infratemporalis.

d) Beachtung der Richtung: Canüle zeigt genau von vorne gesehen auf die Pupille des gleichseitigen Auges, von der Seite gesehen auf das Tuberculum articulare des Jochbogens.

e) Die Punction des Foramen ovale geschieht unter dauernder Fühlung mit der harten und glatten Fläche des Planum infratemporale von der vorderen äusseren Längsseite des Foramen her.

f) Nachdem das Foramen ovale erreicht ist (Nachgeben des Widerstandes, ausstrahlender Schmerz im Versorgungsgebiet des dritten Astes) wird der Schieber vom Einstichpunkt der Haut $1^1/_2$ cm zurückgeschoben und die Canüle in das Foramen ovale eingeführt, bis auch im Versorgungsgebiet des zweiten Astes Schmerzen geäussert werden.

g) Ansetzen der 2 ccm haltigen Spritze, langsame Injection der Lösung, welche nicht über 1 ccm betragen darf.

h) Sofortige Prüfung der Anästhesie.

2. Fossa pterygopalatina und Nervus maxillaris.

Für die Punction des N. maxillaris an seinem Austritt aus dem Foramen rotundum sind bisher folgende Methoden beschrieben worden:

Fig. 22.

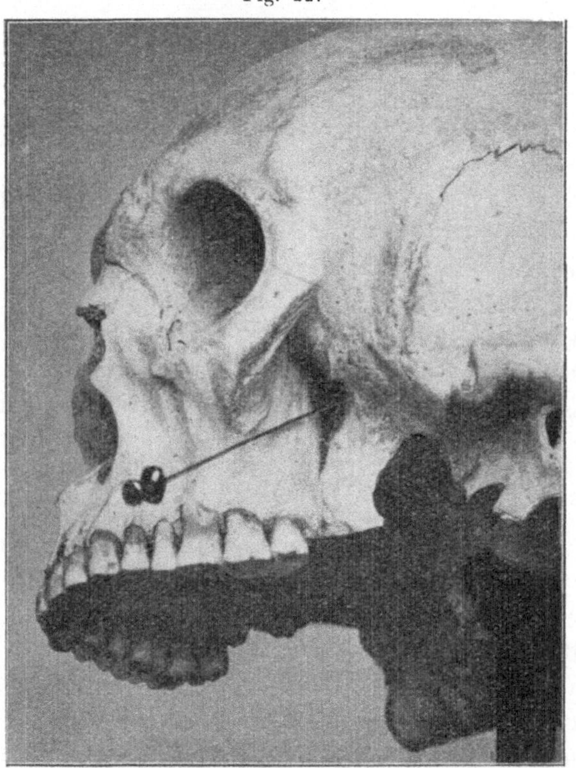

Seitliche Punction des N. maxillaris in der Fossa pterygopalatina nach Matas.

1. Die erste Methode (Fig. 22) ist von Matas im Jahre 1900 zuerst angegeben worden zu Anästhesiezwecken, dann von Schlösser für die Neuralgiebehandlung und von Braun für die Localanästhesie wieder aufgenommen und ausgebildet worden. Sie besteht mit unwesentlichen Unterschieden bei den einzelnen Autoren darin, dass man von einem Einstichpunkt unterhalb des vorderen Endes des

Jochbogens aus unter Knochenfühlung mit dem Tuber maxillare die Fossa pterygopalatina aufsucht.

2. Die Methode Oswalt, welcher vom Munde aus hinter dem letzten Molarzahn einsticht (vergl. die auf S. 5 unter No. 2 beschriebene Methode) und längs des Planum infratemporale nach vorne gehend die Fossa aufsucht.

3. Der von Offerhaus angegebene Querweg. Offerhaus geht nach vorheriger Berechnung der Tiefe von einem Punkt oberhalb der Mitte des Jochbogens, event. unterhalb desselben in querer Richtung unter Fühlung mit der Schädelbasis in die Tiefe.

Fig. 23.

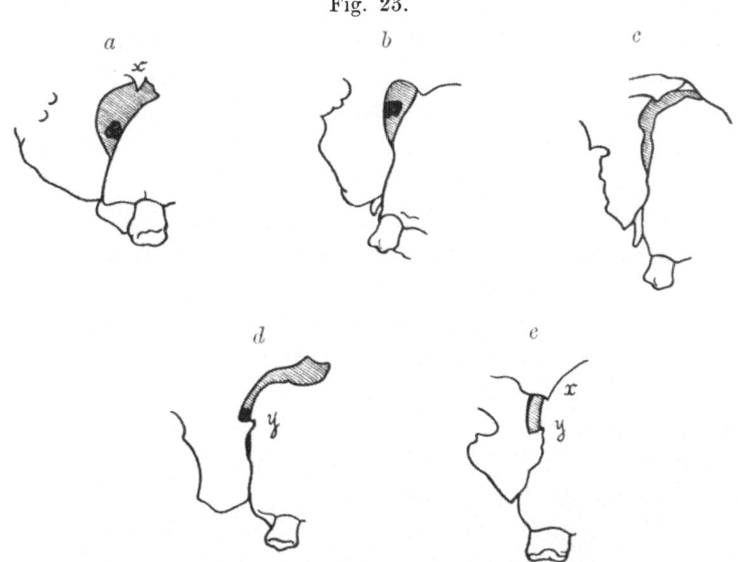

Lamina externa processus pterygoidei, Fossa pterygopalatina und Tuber maxillare. Rechte Schädelbasis, von aussen gesehen.
a Weite Fossa mit Tuberculum spinosum (x). *b* Mittelweite Fossa. *c—e* Enge Fossa. Auf Fig. *d* Spina pterygoidea anterior (y), auf Fig. *e* Tuberculum spinosum (x) und Spina pterygoidea ant. (y).

4. Der orbitale Weg (Fig 32 S. 47). Der Gedanke, die Fossa pterygopalatina und den N. maxillaris von der Orbita her zu punctiren, wurde zuerst von Payr geäussert; ob er von diesem Autor praktisch angewendet ist, ist nicht bekannt. Wir haben auch diese Methode anatomisch studirt und technisch ausgebildet und werden sie bei der Betrachtung der Orbita (S. 35ff.) ausführlich berücksichtigen.

Von diesen Methoden hat sich der Weg nach Matas, von Schlösser und Braun aufgenommen, allgemeinen Eingang verschafft. Er hat auch uns in vielen Fällen gute Dienste geleistet, während die Methoden von Ostwalt und Offerhaus aus technischen Gründen dagegen vollständig zurücktreten. Eine volle Befriedigung gewährt uns indes auch der Matas'sche Weg nicht; die Technik ist nicht einfach, die Variabilität des lateralen Eingangs zur Fossa sehr gross, und die Nadel geräth, wie wir uns an der Leiche oft überzeugt haben, sehr leicht in den Orbitatrichter oder in die Nasenhöhle. Der Hauptgrund ist jedoch, dass nicht mit Sicherheit das Foramen rotundum selbst erreicht wird, dessen sagittal gerichteter Achse sich dieser Weg zu sehr von der Seite her nähert. Der einzig logische axiale Weg ist vielmehr der von Payr zuerst vorgeschlagene, längs des Bodens der Orbita geführte; ich habe denselben in letzter Zeit genau anatomisch bearbeitet und mit gutem Erfolg praktisch erprobt. Ist die Punction gelungen, so tritt sofort nach Injection weniger Lösung ($^1/_2$ ccm) volle Anästhesie im zweiten Ast ein, was beweist, dass eine wirklich endoneurale Injection gemacht ist. Wir werden diesen Weg weiter unten bei der Orbita genau beschreiben.

Da jedoch die axiale Punction nicht in allen Fällen verwendbar ist (nur in ca. 90 pCt. der Schädel ist der Weg gangbar), die Technik sehr difficil ist und eine gewisse Hämatomgefahr nicht zu leugnen ist, so halten wir es für erforderlich, auch dem lateralen Weg nach Matas genaue Beachtung zu schenken, was in Nachstehendem geschehen soll.

Die Fossa pterygopalatina stellt eine Gewebsverbindung her zwischen der Fossa infratemporalis einerseits und der Orbita andererseits und bildet den Zugangsweg zum Nervus maxillaris. Sie ist eine schmale, lateralwärts offene Nische, welche zwischen dem medialsten Theil des Tuber maxillare vorn, der Vorderfläche des Flügelfortsatzes des Keilbeins hinten und dem senkrechten Theil des Gaumenbeins medial gelegen ist. Die Fossa pterygopalatina hat für unsere Zwecke vor der Fossa infratemporalis den Nachtheil, dass das Dach derselben keine für die Canüle tastbare Knochenfläche darbietet; abgesehen vom äussersten Theil dieses Daches, der von der Unterkante des grossen Keilbeinflügels, und seinem innersten Theil, der von den pneumatisirten Fortsätzen des Gaumenbeins und Keilbeinkörpers überragt wird, mündet diese

Grube vielmehr nach oben breit und offen in die Orbita; ausserdem steht sie medialwärts durch eine sehr grosse Oeffnung (Foramen sphenopalatinum) mit der Nasenhöhle in offener Verbindung. Eine in die Fossa eingeführte Canüle läuft deshalb Gefahr, in die Orbita nach oben (Fig. 24 b) oder in die Nasenhöhle nach innen auszuweichen.

Das die Fossa pterygopalatina bildende Skelett besteht der Hauptsache nach aus den papierdünnen Wänden pneumatisirter

Fig. 24.

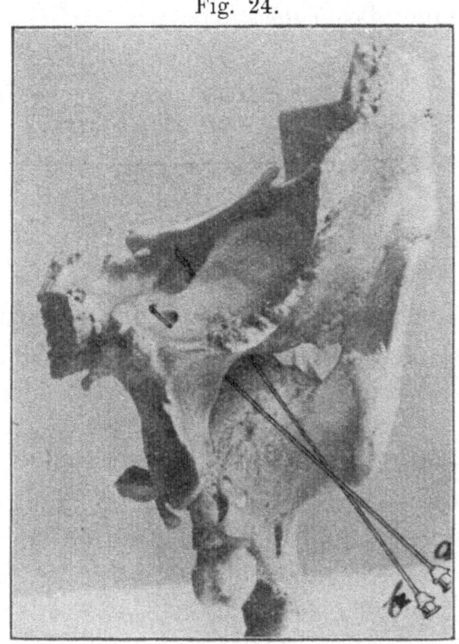

Rechte Fossa pterygopalatina, Foramen rotundum und Fissura orbitalis superior von hinten gesehen.
Canüle *a* ist von der Fossa pterygopalatina aus ins Foramen rotundum geführt, Canüle *b* ist in zu steiler Richtung eingeführt und durch die Fissura orbitalis inferior in die Fissura superior gerathen.

Nebenhöhlen und ausserdem aus Leisten, welche dem Musculus pterygoideus zum Ansatz dienen. Je nach Entwickelung dieser pneumatischen Höhlen einerseits und der Ausbildung dieser knöchernen Muskelansatzleisten andererseits ist dadurch die Fossa den grössten Veränderungen unterlegen, was für unsere Zwecke weiterhin ungünstig ist.

Betrachten wir zunächst den lateralen Eingang (s. Fig. 23 S. 29)! Derselbe bildet eine Sichelform, welche sich in ihrem oberen Ende

in die untere Orbitalfissur fortsetzt. Der hintere Rand dieser Sichel
wird von einer Knochenkante gebildet, welche die vordere Begrenzung
der Lamina externa des Flügelfortsatzes bildet, und nach oben in
eine Leiste ausläuft, welche das Planum infratemporale von dem
Planum orbitale des grossen Keilbeinflügels scheidet und mit einem,
Tuberculum spinosum (Fig. 23 *a*, x) genannten Höcker ausgestattet
ist. Der vordere concave Rand der Sichel wird von der gegenüberliegenden Fläche des Tuber maxillare gebildet.

Je nach der mehr oder minder grossen Pneumatisation der
Highmorshöhle ragt das Tuber maxillare mehr oder minder weit
nach hinten vor, so dass die Sichelform von einer schmalen Spalte
(„type en cornue“, Fig. 23 *c—e*) bis zu einem Halbkreis („type
ovalaire“ Chipault, Fig. 23 *a—b*) wechseln kann. Entsprechend
variabel ist der Querdurchmesser des Eingangs. Er beträgt (s.
Tabelle II, No. 9) im Minimum 3 mm, im Maximum 11 mm und
im Mittel 5,4 mm. „Enge Fossa“ mit einer Weite unter 5 mm finden
wir in ca. 40 pCt. der Fälle.

Dazu kommen die Varietäten des Hinterrandes, welche von
der Entwicklung der Kaumuskeln abhängig sind. Der untere
Theil derselben, welcher dem Flügelfortsatz angehört und fast
stets eine wohl charakterisirte Kante darstellt, - die wir Grenzleiste nennen wollen, springt in besonderen Fällen scharf und
messerartig gegen den Eingang der Fossa vor, und kann eine
Zacke tragen, welche Spina pterygoidea anterior genannt wird
(Fig. 23 *d, e*, y). Ebenso kann der dem grossen Keilbeinflügel angehörige obere Theil entweder glatt sein, oder eine bald pyramiden-
förmige, bald leistenartige oder in eine Spitze auslaufende Er-
habenheit, das bereits erwähnte Tuberculum spinosum bilden.
Zwischen diesen beiden Dornen kann sich ein Band entwickeln,
ähnlich dem am Foramen ovale beschriebenen Lig. pterygospinosum
(Poirier). Die verschieden Typen des Eingangs der Fossa pterygopalatina sind in Fig. 23 und in Tabelle II, No. 10 zusammengestellt.
Die Verhältnisse des Eingangs zur Fossa sind für die Zugangs-
wege 1. Matas und 3. Offerhaus von Wichtigkeit. Was den
letzteren Weg anbetrifft, so ist er bei der Wahl des Einstichpunktes oberhalb des Jochbogens überhaupt nicht brauchbar, da
die auf diesem Weg eingeführte Nadel laut Tabelle II, No. 11 nur
in einem kleinen Theil der Fälle (12 pCt.) den oberen Theil der
Fossa, welchen der Nervus maxillaris einnimmt, erreicht. Aber

auch für den Matas-Braun'schen Weg bereiten ungünstige Varietäten des Eingangs grosse Schwierigkeiten.

Betrachten wir nunmehr das Innere der Fossa, so ist auch
dieses grossen Veränderungen unterworfen. Für uns kommt vor
allen Dingen die hintere Wand mit der Umgebung des Foramen
rotundum in Betracht, da eine Punction des Nervus maxillaris
nur im ganzen Umfange erfolgreich sein kann, wenn sie ihn kurz
nach seinem Austritt aus dem Foramen rotundum, bevor er seine
Aeste abgegeben hat, erreicht. Diese Hinterwand kann nun durch
Pneumatisation der sie bildenden Knochen ebenfalls stark verändert
werden. Bisweilen findet man die ganze Fossa in querer Richtung
oder in der Längsrichtung durch pneumatisirte Wälle vermauert,
welche dem Keilbein oder auch dem Gaumenbein angehören.

Prüfen wir nun zunächst den knöchernen Schädel auf die
Möglichkeit, das Foramen rotundum auf dem Matas'schen Weg
direct zu punctiren, so zeigt es sich, dass nur in 33 pCt. der
Fälle (s. Tabelle II, No. 12) die Möglichkeit besteht, mit der Spitze
der Canüle mehr oder weniger tief in das Foramen einzudringen,
eine Möglichkeit, die bei dem orbitalen Weg — nebenbei bemerkt
— viel grösser ist (89 pCt.). Wir können also bei der seitlichen
Punction nach Matas mit einer directen Injection des Foramen
rotundum praktisch nicht rechnen, sondern müssen uns damit begnügen, den Nervus maxillaris in der Fossa zu umspülen.

Suchen wir nun nach Anhaltspunkten für eine erfolgreiche
Punction der Fossa pterygopalatina, so ist auch hier die Methode
der concentrischen Punction von Wichtigkeit, denn wir müssen
einerseits den Einstichpunkt möglichst nach vorn verlegen, um
die Nadel zur Hinterwand der Fossa zu führen; andererseits kann
es vorkommen, dass bei zu weit nach vorn gelegenem Einstichpunkt das Tuber maxillare den Zugang versperrt. Am häufigsten
liegt der Einstichpunkt, von dem es möglich ist, den Ausgang des
Foramen rotundum zu erreichen, unter der durch einen Vorsprung
markirten und am Lebenden meist fühlbaren Sutura zygomaticomaxillaris (s. Tabelle II, No. 13) oder etwas hinter derselben.

Auf dem Tuber maxillare nach hinten gleitend, kommen wir
an den Eingang der Fossa und orientiren uns nunmehr nach der
gegenüberliegenden Hinterwand, indem wir in den Umschlagswinkel
der diese Wand begrenzenden Leiste zu kommen suchen, da wir
(Fig. 24) bei einer höheren Punction in die Orbita, bei einer tieferen

in die Nasenhöhle zu kommen in Gefahr sind. Ferner müssen wir bedenken, dass wir nach Passirung des Eingangs nicht mehr zu tief gehen dürfen, höchstens 1 cm weit, was wir durch unsern Schieber controliren können. Die Gesammttiefe beträgt 45—57, im Mittel 50 mm (Tabelle II, No. 14).

Günstig für die Injection in die Fossa ist der Umstand, dass sie mit lockeren Fettmassen ausgefüllt ist, welche eine gute Diffusion

Fig. 25.

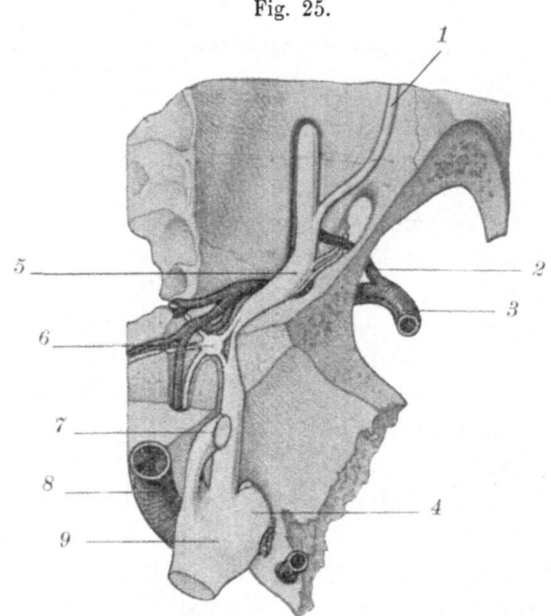

Fossa pterygopalatina mit Weichtheilen, von oben (nach Testut und Jacob). Man sieht die S-Form des N. maxillaris, sowie die Lage des Endtheiles der A. maxillaris interna unterhalb des Nerven.
1 N. zygomaticus. *2* A. infraorbitalis. *3* A. maxillaris int. *4* N. mandibularis. *5* N. maxillaris. *6* Ganglion sphenopal. *7* N. ophthalmicus. *8* Carotis int. *9* Ganglion Gasseri.

der injicirten Lösung in die Nachbarschaft gestatten. Der Nervus maxillaris (Fig. 25) selbst liegt im obersten Theil der Fossa pterygo-palatina und ist an deren Dach durch Bindegewebe fixirt. Er bildet in seinem Lauf eine S-Form, welche in sagittaler Richtung aus dem Foramen rotundum herauskommt, nach lateralwärts um-biegt, um dann, auf dem Sulcus infraorbitalis des Oberkiefers an-gelangt, wieder sagittale Richtung einzunehmen. Der Richtung dieses Nervenstammes selbst folgt die Orbitalpunction (s. u.), welche in ihrer Art eine ähnliche axiale Punction darstellt, wie die oben beschriebene Ganglionpunction.

Die Fossa pterygopalatina wird ferner durchlaufen von dem Endtheil der Arteria maxillaris interna; sie durchzieht die Fossa von aussen nach innen in transversaler Richtung, ist in ihrem Lauf variabel und stark geschlängelt, liegt aber stets unterhalb des Nervus maxillaris. Bezüglich ihrer Verletzung gilt dasselbe, was über Arterienverletzungen an anderer Stelle gesagt ist.

Zusammenfassend geben wir über die Technik der Punction der Fossa pterygopalatina zwecks Anästhesie des Nervus maxillaris folgende Anhaltspunkte:

1. Markirung der Punctionstiefe auf der Nadel $4^1/_2$—$5^1/_2$ cm, je nach Grösse des Schädels und Dicke der Weichtheile.

2. Einstichquaddel dicht unter der Sutura zygomatico-maxillaris und etwas nach hinten von diesem Punkt.

3. Nadel gleitet längs des Tuber maxillare nach oben hinten innen. Erweist sich das Tuber als stark gewölbt, so wähle man den Einstichpunkt weiter hinten.

4. Vorschieben der Canüle bis zu der dem Tuber maxillare gegenüberliegenden Hinterwand des Eingangs, und nachdem diese passirt, noch 1 cm weiter.

3. Orbita. Nervus ophthalmicus. Orbitaler Weg zum Nervus maxillaris.

Die Orbita bildet den Zugang zu den Aesten des N. ophthalmicus, welche von den Wänden der Orbita aus für die Nadel erreichbar sind. Weiterhin bietet uns die Orbita einen bisher kaum gewürdigten, meines Erachtens sehr wichtigen Zugang zum N. maxillaris und dem Foramen rotundum nach einer von Payr zuerst ausgesprochenen Idee. Betrachten wir nämlich das Foramen rotundum genauer, so sehen wir, dass es einen Knochenkanal darstellt, dessen Achse nach vorn zeigt gegen die Orbita. Eine durch das Foramen rotundum von innen her gestossene Nadel erreicht die Schädeloberfläche am unteren Orbitalrand etwas nach innen vom unteren äusseren Winkel der Orbita. In dieser Richtung also müssen wir den natürlichen axialen Weg zum Foramen rotundum erblicken, im Gegensatz zu den längs des Tuber maxillare entlang gehenden Methoden, bei denen ein wirkliches Eintreten ins Foramen kaum jemals stattfindet. Dies zeigt sich in unseren

Messungen (Tab. II, No. 24 u. 12). Danach ist am Schädel die directe Punction des Foramen rotundum von der Orbita aus in 89 pCt., von der Fossa pterygopalatina her auf dem seitlichen Wege nur in 33 pCt. der Fälle möglich.

Wenn wir für unsere Zwecke die Orbita als zuleitende Gewebshöhle auffassen, so geschieht dies natürlich mit der Einschränkung, dass nur der retrobulbäre Theil der Augenhöhle, hinter dem Gelenk der Tenon'schen Kapsel, sowie das den Bulbus seitlich umgebende Fett und Bindegewebe in Betracht kommen. Die Gefahr einer Verletzung des Bulbus, die dem Unbefangenen die tiefe Orbitalinjection als ein gewagtes Unternehmen erscheinen lassen mag, ist, wie wir sehen werden, durch richtige Technik sicher vermeidbar. Andererseits ist die Orbita durch die Beschaffenheit ihrer Weichtheile als ausserordentlich geeignet für die Leitungsanästhesie zu betrachten, da die einzelnen Nervenstämme nur dünn sind, eine dünne Nervenscheide besitzen und das weiche Gewebe des Orbitalfettes eine Diffusion zu den Nerven sehr erleichtert.

Wir erreichen die Tiefe der Orbita von vorn her, andererseits können wir auch von einer seitlichen Punction von der Wange aus durch die untere Orbitalfissur in die Augenhöhle eindringen. Wir kennen für die Orbitalpunction folgende Methoden:

1. Mediale Orbitalpunction für die Nn. ethmoidales, zuerst von Peuckert beschrieben (s. Fig. 21, c, 30, c).

2. Laterale Orbitalpunction für die in die Fissura orbitalis superior eintretenden Aeste des N. ophthalmicus nach Braun (s. Fig. 21, d u. 30, d).

3. Methoden der Umspritzung des retrobulbären Gewebes zwecks Anästhesirung der Enucleatio bulbi, z. B. die Methode von Siegrist (Umspritzung des Bulbus von der Conjunctiva aus mit gebogener Canüle) oder die Löwenstein'sche Leitungsanästhesie des Ganglion ciliare.

4. Orbitalweg zum 2. Trigeminusast, zuerst von Payr vorgeschlagen, von uns weiter ausgebildet als axiale Punction des Foramen rotundum (Fig. 20, a, 21, a, 32—35).

5. Injection des 1. Astes von der Fossa pterygopalatina aus, von Ostwalt für Neuralgien angegeben. Dieser Autor geht, nachdem er mit seiner Methode vom Munde aus am Foramen rotundum angelangt ist (s. S. 29), einige Millimeter höher bis zur Fissura

orbitalis superior und glaubt hier mit einer Injection den 1. Ast zu treffen.

Die Punction der Orbita von vorn her darf, wie Braun richtig betont, nur unter Knochenfühlung vorgenommen werden, um Bulbusverletzungen zu vermeiden. Nun ergeben sich hierbei aber gewisse Schwierigkeiten dadurch, dass der die Orbita nach vorn begrenzende knöcherne Orbitalrand von engerem Durchmesser ist, als der dahinter gelegene Hohlraum der Orbita und auch in seinen Formen diesem keineswegs congruent ist. Es entstehen dadurch in den Wänden der Orbita Concavitäten, welche die Knochenfühlung vereiteln. Nur an gewissen Stellen bieten sich uns im Einzelnen variable „Planfelder" dar, welche wir zur Injection benutzen müssen. Die Wände der Orbita sind in hohem Maasse von der Pneumatisation der benachbarten Gesichtshöhlen (Siebbein-, Stirn-, Keilbein-, Oberkieferhöhle) abhängig. Dies ist der Grund für die ausserordentliche Variabilität der Orbitalwände. Durch diese Verhältnisse wird die Knochenfühlung als einziger Wegweiser unserer Nadel häufig problematisch, zumal die papierdünnen Wände oft nicht genügend Widerstand bieten. Wir benöthigen daher auch hier die Einhaltung gewisser Richtungsangaben, sowie einer bestimmten Tiefe.

Die tiefsten Concavitäten der Orbita liegen oben hinter dem Margo supraorbitalis und aussen unten, während die mediale Wand (Lamina papyracea), die laterale Wand (Orbitalfläche des Jochbeins und grossen Keilbeinflügels) und der mediale Theil der unteren Wand (Orbitalfläche des Oberkiefers) gewöhnlich plane Verhältnisse darbieten. Wir erhalten demnach ein mediales, ein laterales und ein unteres Planfeld der Orbita. Wir erreichen vom medialen Planfeld aus die Foramina ethmoidalia, vom lateralen Planfeld aus die Fissura orbitalis superior mit dem Eintritt des N. ophthalmicus, vom unteren Planfeld aus den N. maxillaris und das Foramen rotundum.

Ueber die Beschaffenheit der Planfelder giebt Tab. II, No. 15, 16 und 17 Aufschluss. Danach bietet das mediale Planfeld die günstigsten Verhältnisse (80 pCt. völlig ebener Weg, in den übrigen 20 pCt. eine ganz geringe, die Punction nicht beeinträchtigende Concavität oder Convexität des Planum). Weniger günstige Verhältnisse finden sich beim lateralen und unteren Planfeld.

Da die Concavitäten der Orbita, wie wir gesehen haben, in
deren vorderem Theil dicht hinter dem Orbitalrand liegen, so ist
in jedem Falle eine Orientirung über die Beschaffenheit der Planfelder durch Fingerfühlung möglich. Wir können uns daher vor
dem Einstich die günstigste Stelle durch Palpation aussuchen und
durch Beiseiteschieben des Bulbus auch bei nicht ganz ebenen Verhältnissen die Nadel in die Tiefe führen, ohne den Bulbus zu ver-
letzen.

Fig. 26.

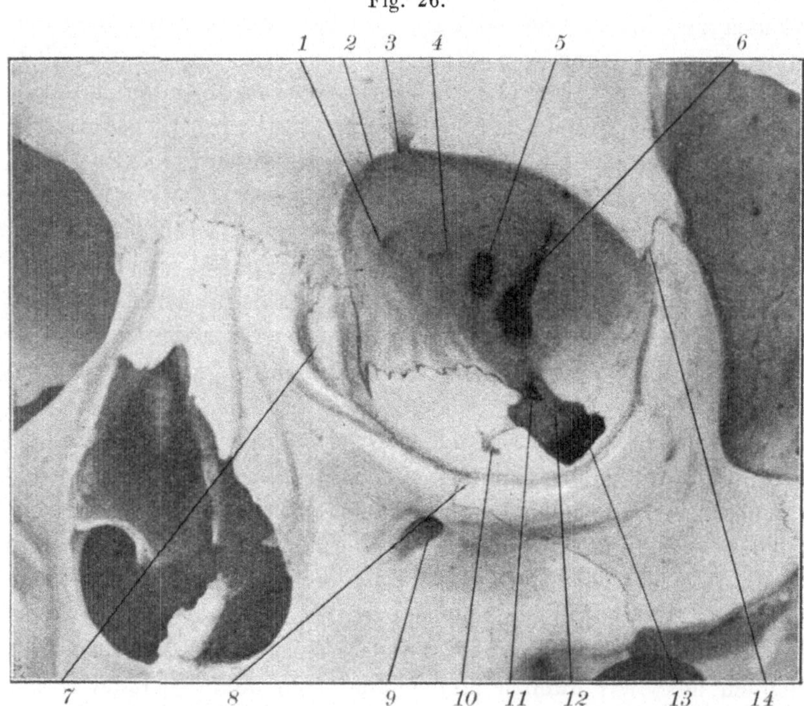

Orbita von vorn. (Phot. nach einem Schädel mit weiten Fissuren.)
1 For. ethmoid. ant. *2* Incis. frontalis. *3* Incis. supraorbit. *4* For. ethmoid. post.
5 For. opticum. *6* Fiss. orbit. sup. *7* Fossa sacci lacrimalis. *8* Sut. zygomaticomaxillaris. *9* For. infraorbit. *10* Canalis infraorbit. *11* For. rotund. *12* Planum
pterygoideum. *13* Fiss. orbit. inf. *14* Sut. zygomatico front.

Betrachten wir nunmehr den Orbitalrand (Fig. 26) auf die
Wahl unserer Einstichpunkte, so ist dessen Gestaltung im Einzelnen
so verschieden, dass über die Bestimmung der Ränder und Ecken
die Anatomen bis heut noch nicht einig sind. Für uns ist von
Wichtigkeit, bestimmte durch die Haut fühlbare Punkte zu merken

Fig. 27.

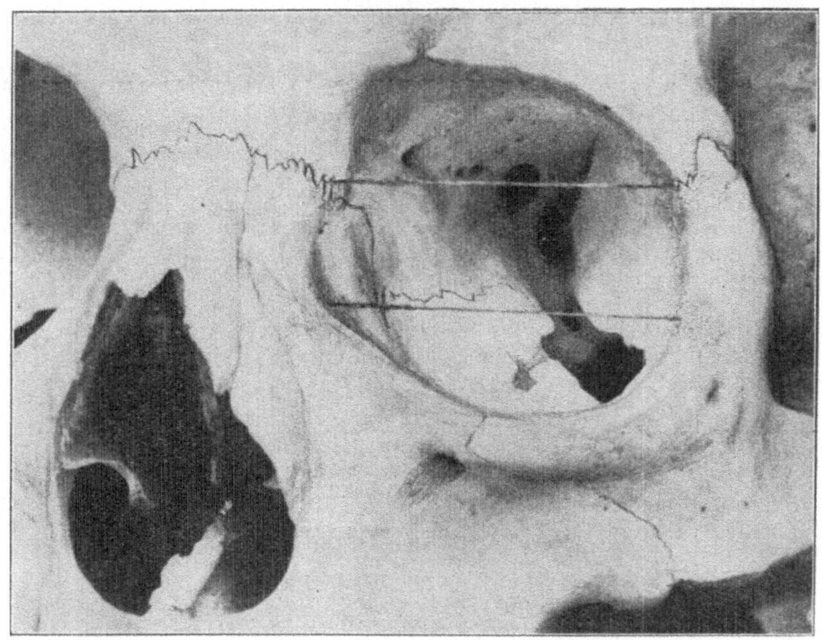

Orbita von vorn, dasselbe Präparat wie Fig. 26.
Die Horizontalebenen der Orbita sind durch Fäden markiert.

Fig. 28.

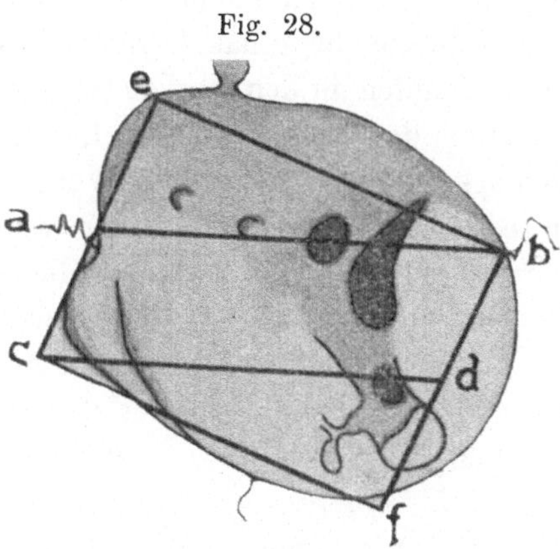

Schematische Darstellung der Orbita im Sinne des Verfassers.

Es sind dies: die Sutura zygomaticomaxillaris am unteren Rand, die Sutura zygomaticofrontalis oben aussen, die Thränensackgrube, sowie die meist fühlbaren Incisurae supraorbitalis und frontalis. Wir vergleichen den Orbitalrand mit einem schiefgestellten Rechteck (c, e, b, f, Fig. 28), dessen Ecken gebildet werden: aussen oben (b) von der Sutura zygomaticomaxillaris, innen oben (e) von der Incisura frontalis, innen unten (c) von der Thränensackgrube, aussen unten (f) von dem abgerundeten Orbitalrand. In den meisten Fällen sind drei von diesen Ecken abtastbar. Dieses Rechteck liegt nun im Raum derartig schräg orientirt (Fig. 28), dass die durch den oberen äusseren Winkel b (Sutura zygomaticomaxillaris) gezogene Horizontale die gegenüberliegende kurze Seite in der Mitte (a) trifft und die vom inneren unteren Winkel c (Mitte der Thränensackgrube) gezogene Horizontale die Mitte der äusseren kurzen Seite (d). Wir bezeichnen diese beiden Linien a, b und c, d als obere und untere Horizontale der Orbita und werden finden, dass die durch diese Linien gelegten Horizontalebenen folgende wichtige Richtungsbeziehungen für die Punction der Orbita bieten:

Betrachten wir die Orbita genau von vorn, sodass unsere Blickrichtung der Mittelachse der Orbita entspricht, so erblicken wir als Mittelpunkt (Fig. 27) des Orbitaltrichters den unteren weiten Theil der Fissura sup. Er liegt genau zwischen den beiden Horizontalen der Orbita. In der oberen Horizontalebene liegen, von aussen nach innen, der obere Theil der Fissura orbitalis sup., das Foramen opticum, die Foramina ethmoidalia post. und ant. In der unteren Horizontalebene liegt das Foramen rotundum. Halten wir uns mit unseren Canülen in den Horizontalebenen, so vermeiden wir sicher die Punction des breiten unteren Endes der Fissura sup., welche die Augenmuskelnerven und grossen Venen enthält. Bei der Punction in der oberen Ebene treffen wir lateral die Eintrittsstelle der Nn. frontalis und lacrimalis in die Orbita, medial die Eintrittsstelle der Nn. ethmoidales. Hierbei ist nur Vorsicht zu beachten insofern, als bei zu tiefem Vorgehen Gefahr der Verletzung des N. opticus besteht (s. S. 43). In der unteren Horizontalebene treffen wir den N. maxillaris und seinen orbitalen Ast, den N. zygomaticus.

Fig. 29 zeigt die Orbita mit Bulbus, Conjunctivalsack, Lidspalte (nach Merkel), sowie den von uns angegebenen Horizontalen a b und c d und den Einstichpunkten zur medialen (1), lateralen (2) und unteren (3) Orbitalpunction.

Fragen wir uns, wie die Lidspalte sich zu unseren Einstichpunkten verhält, so müssen wir uns daran erinnern, dass nur der innere Lidspaltwinkel ein feststehender Punkt ist, während der äussere Winkel bei der Oeffnung des Auges um mehrere Millimeter

Fig. 29.

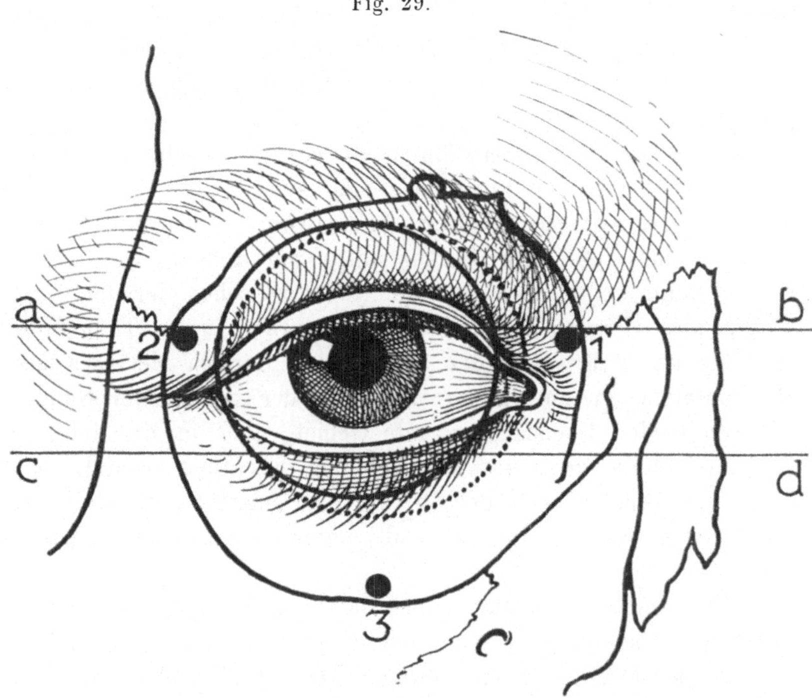

Orbita und Auge nach Merkel.

Der ausgezogene Kreis stellt den Bulbus, der punktirte Kreis den Conjunctivalsack dar. Die Skelettlinien sind eingezeichnet. *a b* obere Horizontalebene, *c d* untere Horizontalebene. *1* Einstichpunkt für die mediale Punction zu den Nn. ethmoidales. *2* Einstichpunkt für die laterale Punction zum N. frontalis und lacrimalis. *3* Einstichpunkt für die orbitale Punction des For. rotundum.

nach oben rückt. Der innere Lidspaltwinkel liegt im Bereich der Thränensackgrube, und die Lidspalte fällt in ihrer Höhe variabel, jedenfalls stets in das zwischen den beiden Horizontalebenen der Orbita gelegene Gebiet. Bei mässig geöffnetem Auge dürfte der obere und der untere Lidrand den beiden Horizontalen entsprechen. Demnach liegt der Einstichpunkt für die mediale Punction, sowie der Einstichpunkt für die laterale Punction oberhalb der Lidspalte, wie aus Fig. 29 ersichtlich ist.

Weiterhin müssen wir berücksichtigen, dass die Mittelachsen der beiden Augenhöhlen nach hinten convergiren. Dadurch verläuft die laterale Orbitalwand schräg von aussen vorn nach innen hinten in einem Winkel, der von der Sagittalen um 45° abweicht. Die Verlängerungen der längs der äusseren Orbitalwände gezogenen Geraden treffen sich in der Gegend des Dorsum sellae im rechten Winkel. Die medialen Orbitalwände dagegen verlaufen annähernd sagittal und divergiren nur ganz wenig von hinten nach vorn (Fig. 30).

Wenn wir die hier erwähnten Vorschriften beachten, so können wir bei den orbitalen Punctionen eine Verletzung des Bulbus und des N. opticus sicher vermeiden. Wir gehen in praxi so vor, dass wir den Bulbus mit dem Finger von der Injectionsstelle wegdrängen und die Nadel zwischen der den Bulbus schützenden Fingerspitze und der Orbitalwand in die Tiefe führen. Wir bleiben dabei mit der Canüle im Bereich der erwähnten Horizontalebenen und hüten uns, mit der Spitze der Nadel in das von beiden Ebenen begrenzte Gebiet, also in die Spitze des Orbitaltrichters, zu gerathen. Bei der lateralen Orbitalpunction zeigt die Achse der Nadel 45° von der sagittalen Richtung nach innen, bei der medialen und unteren Punction annähernd sagittal.

Ist somit die Verletzung des Bulbus und N. opticus technisch vermeidbar, so gilt dies nicht mit gleicher Sicherheit von den Gefässen der Orbita. Diese verhalten sich im Einzelnen wie folgt: Bei der medialen Orbitalpunction collidiren wir mit den Endästen der A. ophthalmica, während der Stamm der Arterie selbst innerhalb des Muskeltrichters der Orbita liegt und bei Knochenfühlung vermieden wird. Bei der lateralen Punction können wir die A. lacrimalis treffen; bei der Punction des Foramen rotundum die A. infraorbitalis und die Communication der V. ophthalmica mit den tiefen Venen der Wangengegend. Man kann sagen, dass bei vorsichtigem Arbeiten mit Knochenfühlung das Auftreten stärkerer Hämatome bei den Orbitalpunctionen sehr selten ist. Immerhin ist es nicht auszuschliessen, und wenn diese Punctionshämatome auch keine Gefahr mit sich bringen, so bewirken sie doch kurzdauernden Exophthalmus und lassen Suffusionen der Lider und der

Conjunctiva zurück, welche mehrere Tage sichtbar sind. Aus diesem Grunde wird man Nervenpunctionen in der Orbita nur für die Anästhesie grösserer Eingriffe verwenden.

Im Einzelnen verhalten sich die Punctionen der Orbita wie folgt:

1. Mediale Orbitalpunction. Anästhesie der Nn. ethmoidales (Fig. 21 u. 30, c). Wo die obere Horizontalebene die innere Augenhöhlenwand berührt, liegen in einer Linie die Foramina ethmoidalia und das Foramen opticum. Dieselbe Ebene trifft vorn die Nasenwurzel. Der Einstichpunkt liegt demnach am inneren Orbitalrand in Höhe der Nasenwurzel. Die Nadel wird in genau horizontaler und annähernd sagittaler Richtung unter steter Knochenfühlung vorgeschoben. Die Entfernung des Foramen ethmoidale anterius vom inneren Rand der Orbita beträgt laut Tab. II, No. 19 von 15 bis zu 22, im Mittel 18,5 mm; wir werden die Canüle also für die Anästhesie des N. ethmoidalis ant. etwa **2 cm** weit in die Tiefe führen. Der N. ethmoidalis anterior versorgt die oberen und vorderen Partien der Nasenschleimhaut (vergl. Tab. I) und die Haut der Nasenspitze. Um den N. ethmoidalis posterior, welcher die hinteren Siebbeinzellen und die Keilbeinhöhle versorgt, zu treffen, müssen wir die Nadel in grössere Tiefe führen. Das Foramen ethmoidale posterius liegt vom inneren Augenhöhlenrand (s. Tab. II, No. 20) 29 bis 42, im Mittel 34 mm entfernt. Dasselbe ist nicht so typisch gelegen und constant wie das For. ethmoidale ant., oft ist es doppelt vorhanden. Ueber seine Beziehung zum Foramen opticum, welches, wie wir sahen, in der gleichen Ebene gelegen ist, gilt Folgendes: In einer Reihe von Fällen wölbt sich die mediale Orbitalwand zwischen dem Foramen opticum und ethmoidale posterius infolge Pneumatisation des kleinen Keilbeinflügels etwas vor, sodass die Canüle hinter dem Foramen ethmoidale post. auf knöchernen Widerstand stösst. Dies ist jedoch nur in der Hälfte der Schädel der Fall (Tab. II, No. 18). Die Entfernung des vorderen Randes des Foramen opticum vom inneren Augenhöhlenrand beträgt 37—47, im Mittel 40,8 mm, in einem Falle betrug sie jedoch nur 33 mm (vgl. Tab. II, No. 21). Vergleichen wir hiermit die für die Tiefe des For. ethmoidale post. gefundenen Werthe, so sehen wir, dass wir bei der Anästhesie des N. ethmoid. post. in bedenkliche Nähe des Sehnerven gerathen. Wir thun daher gut, die innere Orbitalpunction nicht tiefer als

3 cm auszuführen und das tiefere Vordringen der Diffusion der injicirten Lösung zu überlassen.

2. Laterale Orbitalpunction. Anästhesie des N. frontalis und lacrimalis (Fig. 21 u. 30, *d*). In die obere Horizon-

Fig. 30.

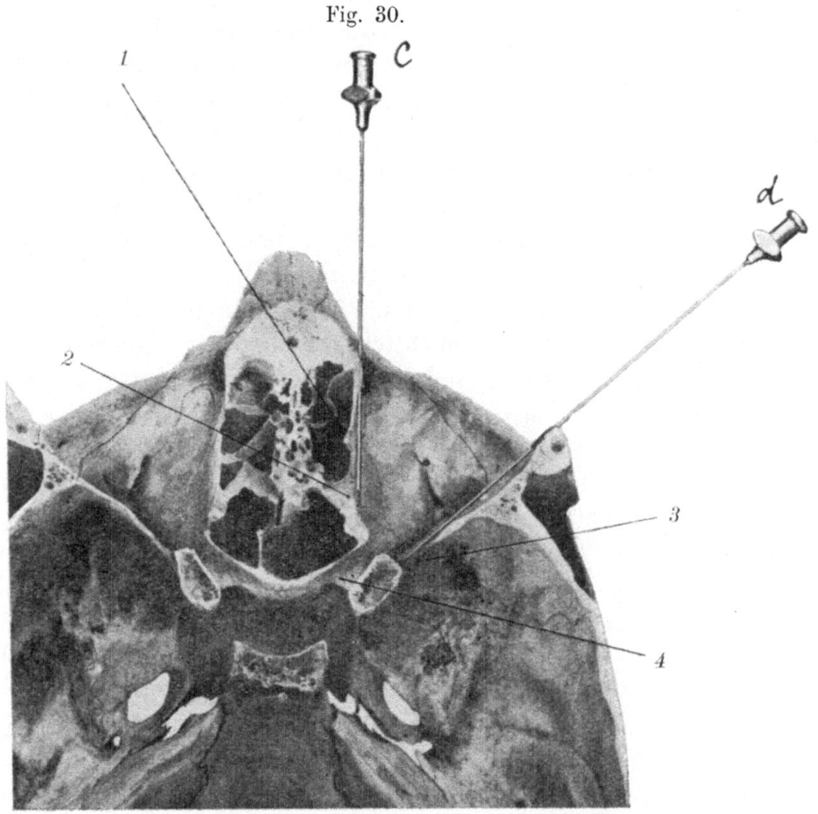

Querschnitt des Schädels in der oberen Horizontalebene, von oben gesehen. Canüle *c* ist an die Foramina ethmoidalia (Nn. ethmoidales), Canüle *d* an die Fissura orbitalis superior (Nn. frontalis und lacrimalis) geführt. *1* For. ethm. ant. *2* For. ethm. post. *3* Fiss. orbit. sup. *4* Canalis opticus.

talebene der Orbita fällt das laterale Ende der Fissura orbitalis superior mit den Durchtrittsstellen der Nn. frontalis und lacrimalis. Wir erreichen diesen Punkt nach Braun durch die laterale Orbitalpunction, und zwar von einem Einstichpunkt aus, welcher am oberen äusseren Winkel des Orbitalrandes (Sutura zygomaticofronalis) oder bei schlechter Entwickelung des lateralen Planfeldes etwas tiefer am äusseren Orbitalrand gelegen ist. Gehen wir von hier aus mit der Nadel in horizontaler und von der sagittalen um 45⁰ nach innen abweichender Richtung unter Knochenfühlung in die Tiefe, so treffen wir das äussere Ende der oberen Fissur und stossen jenseits derselben in den meisten Fällen auf Knochenwiderstand am oberen Orbitaldach (kleiner Keilbeinflügel). Nur bei weiter oberer Fissur besteht Gefahr, dass die Canüle ohne Widerstand in die Schädelhöhle eindringt. Nach Tab. II, No. 22 finden wir dieses Verhältniss in 14 pCt. der Schädel. Die Entfernung des äusseren Endes der oberen Fissur vom lateralen Orbitalrand ist sehr variabel, sie beträgt nach Tab. II, No. 23 von 27 bis zu 40 mm, im Mittel 33,5 mm. Dies Verhalten macht die laterale Punction der oberen Orbitalfissur etwas unsicher, sodass ich nicht glaube, dass sie für die Injection bei Neuralgien jemals in Frage kommen wird; für die Localanästhesie rathe ich, bis zu einer Maximaltiefe von ca. **3 cm** vorzudringen.

Der erste Ast des Trigeminus, N. ophthalmicus, verläuft zunächst in der lateralen Wand des Sinus cavernosus und ist hier nach hinten von dem unteren Ende der oberen Fissur anzutreffen. Nachher biegt er, bedeckt von der Periorbita, in der Richtung der Fissur nach aussen oben um und kommt so mit seinen Endästen zur lateralen Orbitalwand. Vor dem Eintritt in die Orbita theilt er sich in seine Aeste. Der N. nasociliaris geht durch den Zinn'schen Ring, welcher den unteren Theil der Fissur einnimmt, in den Muskeltrichter der Orbita, während die übrigen Aeste, der N. nasociliaris und frontalis, ausserhalb dieses Ringes durch die Fissur treten. Durch die laterale Orbitalpunction werden nur die letzteren beiden Nerven anästhesirt.

3. Anästhesie des Bulbus oculi. Ophthalmologische Operationen im vorderen Theil des Auges werden gewöhnlich unter Schleimhautanästhesie ausgeführt, Operationen am Thränensack ausserdem unter Umspritzung. Für die Enucleatio und Exenteratio bulbi ist ausserdem eine retrobulbäre Anästhesie der Nn. ciliares longi und des Ganglion ciliare erforderlich. Diese wird von den Augenärzten schon seit langer Zeit geübt. In neuester Zeit scheint neben dem Verfahren von Siegrist, welcher von 4 Einstichpunkten der Conjunctiva aus mit gebogenen Nadeln das retrobulbäre Gewebe umspritzt, besonders Löwenstein's Technik der „Leitungsanästhesie des Ganglion ciliare" Anwendung zu finden. Dieselbe

besteht in Folgendem: Von der Mitte des lateralen Orbitalrands
aus wird die Canüle 4¹/₂ cm weit in die Orbita eingeführt, wobei
man sich durch hebelnde Bewegungen überzeugt, ob die Spitze
frei ist oder ob sich der Bulbus mitbewegt. Nachdem die obige
Tiefe erreicht ist, wird die Spitze der Nadel etwas nach innen

Fig. 31.

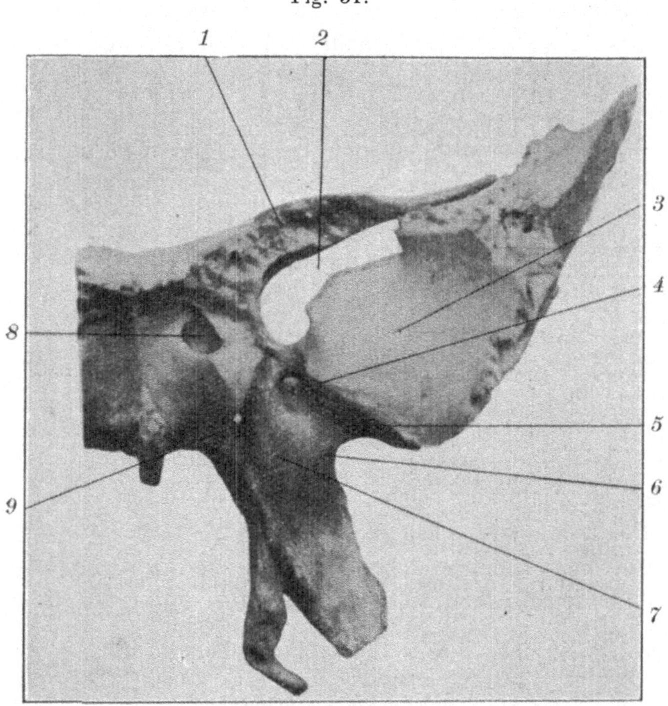

Linke Keilbeinhälfte, von vorn gesehen. (Phot. nach einem Präparat des
anatomischen Instituts.)
1 Kleiner Keilbeinflügel. *2* Fissura orbitalis sup. *3* Grosser Keilbeinflügel
(Facies orbitalis). *4* For. rotundum. *5* Furche für den N. maxillaris. *6* Grenzleiste. *7* Vorderfläche des Proc. pterygoideus (Planum pterygoideum). *8* Keilbeinhöhle. *9* For. Vidianum.

abgehoben und die Lösung (Löwenstein verwendet 1¹/₂ ccm
1 proc. Cocainlösung) eingespritzt.

    4. **Axiale Punction des Foramen rotundum. Orbitaler
Weg zum 2. Trigeminusast.** Betrachten wir die der Orbita
zugekehrte Vorderfläche des Keilbeins (Fig. 31), so erblicken wir

darauf folgende Einzelheiten: das Foramen opticum[1]), die obere Fissur und unterhalb derselben eine wie ein unregelmässiges Dreieck gestaltete Fläche, die Vorderwand des Processus pterygoideus. Diese Fläche, die wir „Planum pterygoideum" nennen wollen, grenzt sich nach oben gegen die orbitale Fläche des grossen Keilbeinflügels durch eine deutlich wahrnehmbare Furche ab. Diese Furche bildet die Bahn, auf der der N. maxillaris, das Foramen

Fig. 32.

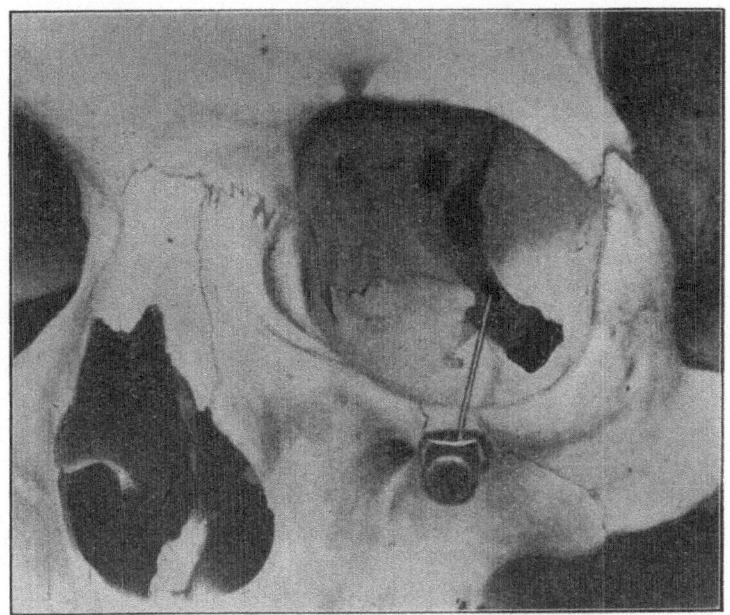

Orbita mit Canüle im Foramen rotundum.

rotundum verlassend, zum Sulcus infraorbitalis gelangt. Auf der Rückfläche des Oberkiefers liegt dieser Furche ebenfalls eine Rinne gegenüber, so dass durch den Zusammenschluss dieser beiden Halb-rinnen eine Art Canal gebildet wird. Am hinteren Ende dieses Canals, im Keilbeinkörper, liegt das Foramen rotundum, am vor-deren Ende, im Oberkiefer, der Canalis infraorbitalis. Den unteren äusseren Rand des Planum pterygoideum bildet eine scharfe Knochenkante, die „Grenzleiste"; jenseits derselben liegt die Fossa infratemporalis.

------

1) Auf der Abbildung wegen Ueberschneidung unsichtbar.

Führen wir am Schädel (Fig. 32 u. 33) vom lateralen Theil des unteren Orbitalrandes aus eine Canüle sagittal in die Tiefe, so gelangen wir durch die Fissura inferior in den erwähnten Canal zwischen Keilbein und Oberkiefer, an dessen Ende das Foramen rotundum liegt. Vorher jedoch findet die Nadel Knochenwiderstand

Fig. 33.

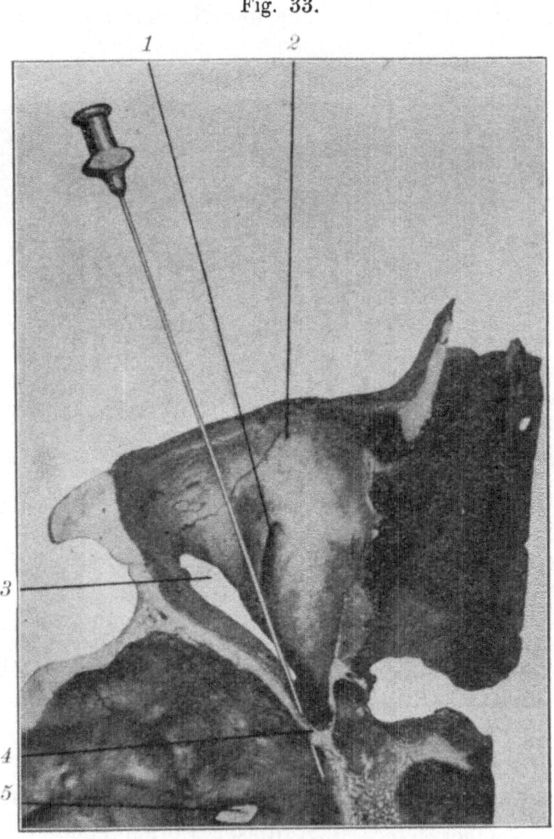

Querschnitt des Schädels in der unteren Horizontalebene der Orbita, linke Hälfte von oben gesehen. Die Canüle im Foramen rotundum.
1 Sulcus infraorbitalis. *2* Sut. zygomatico-maxill. *3* Fiss. orbit. inf. *4* For. rotundum. *5* For. ovale.

auf dem Planum pterygoideum des Keilbeins. Tasten wir uns nunmehr mit der Spitze der Nadel längs dieses Widerstandes nach oben und medialwärts, so müssen wir das Foramen rotundum erreichen. Voraussetzung ist allerdings, dass die untere Fissur weit genug und nicht zu stark gewunden ist. Aus diesem Grunde ist der beschriebene Weg nach unseren Untersuchungen (Tab. II, No. 24) nur in 89 pCt. der Schädel gangbar, in den übrigen Fällen durch die untere Fissur verlegt.

Die Entfernung des Foramen rotundum vom unteren Orbitalrand beträgt (Tab. II, No. 25) 39 bis 51 mm, im Mittel **45,4 mm.** Für die Richtung der Canüle gilt Folgendes: das Foramen rotundum liegt niemals höher als die untere Horizontalebene der Orbita. Die ins Foramen rotundum eingeführte Canüle zeigt bei seitlicher Betrachtung auf den oberen Rand der Ohrmuschel (Fig. 35), bei Betrachtung von vorn zeigt sie in starker Verkürzung nach dem inneren oberen Winkel der Orbita, der Incisura frontalis (Fig. 34).

Fig. 34.   Fig. 35.

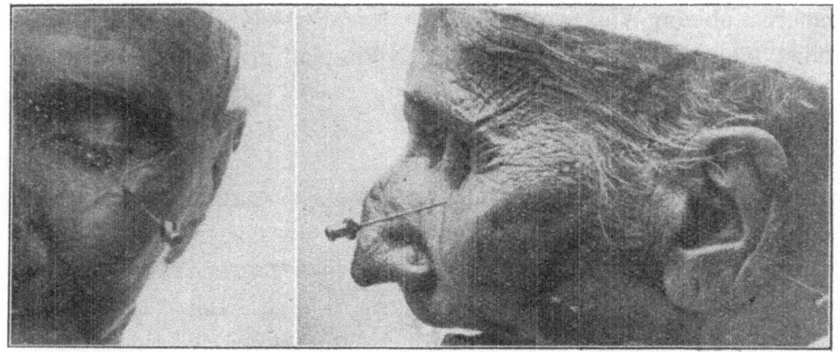

Fig. 34. Die Canüle ist auf orbitalem Wege ins Foramen rotundum eingeführt. Ansicht des Kopfes von vorn. Die Verlängerung der Canüle zeigt nach dem inneren oberen Winkel der Orbita. (Nach einem Leichenpräparat).
Fig. 35. Dasselbe Präparat, seitliche Ansicht. Die Verlängerung der Canüle trifft den oberen Rand der Ohrmuschel.

Für die orbitale Punction des Foramen rotundum ist noch Folgendes wichtig: Das Foramen ist sehr eng und wird von dem N. maxillaris vollständig ausgefüllt, wir haben daher bei der Einführung der Canüle mit dem Widerstand einer ziemlich derben Gewebsmasse zu rechnen, ebenso erfordert die Injection einen gewissen Druck. Fehlt dieser Widerstand und gleitet die Nadel leicht in die Tiefe, so müssen wir annehmen, dass wir am Foramen rotundum vorbei in die obere Orbitalfissur gelangt sind. Am Lebenden ist für unsere Punction der wichtigste Wegweiser die subjective Angabe des Patienten über ausstrahlenden Schmerz im Gebiet des 2. Trigeminusastes (s. Tab. I).

Die Technik der orbitalen Punction des Foramen rotundum gestaltet sich demnach wie folgt: Einstich am unteren Orbitalrande in der Mitte zwischen Sutura zygomaticomaxillaris und äusserem unteren Winkel der Orbita. Der Bulbus wird mit dem Zeigefinger der linken Hand nach oben weggedrängt und die Nadel zwischen Finger und unterer Orbitalwand in sagittaler und horizontaler Richtung in die Tiefe geführt, bis sie nach Durchbohrung der Fissura orbitalis inferior in 4—5 cm Tiefe auf das Planum pterygoideum des Keilbeins aufstösst. An diesem Knochenwiderstand tastet sich die Nadel nach oben innen, bis ausstrahlende Schmerzen im Gebiet des 2. Astes geäussert werden (obere Zähne, Gaumen, Nasenhöhle etc.). Die Canüle zeigt bei seitlicher Betrachtung auf den oberen Rand der Ohrmuschel, von vorn auf den inneren oberen Winkel der Orbita. Nachdem das Foramen erreicht, führt man die Nadel noch einige Millimeter in dasselbe ein und injicirt unter ziemlichem Druck $\frac{1}{2}$ ccm 2 proc. Novocainlösung, worauf bei gelungener Punction sofort Anästhesie im ganzen Gebiet des 2. Astes eintreten muss.

Führt man die Canüle auf dem beschriebenen Wege oberhalb des Foramen rotundum in die Fissura superior ein, so erreicht man den centralen Theil des N. ophthalmicus, wie uns dies unbeabsichtigter Weise passirt ist (s. S. 78), doch ist dieser Weg zum 1. Ast wegen eventueller Verletzungsgefahr des Sinus cavernosus nicht zu empfehlen.

Zusammenfassend ist über die orbitalen Punctionen zu sagen: Verletzungen des Bulbus und N. opticus lassen sich durch richtige Technik sicher vermeiden; Hämatome dagegen nicht mit Sicherheit, weshalb diese Punctionen nur für grosse Eingriffe zu empfehlen sind. Wir können von der Orbita aus mit Sicherheit sämmtliche Aeste des N. ophthalmicus (V_1), sowie in der Mehrzahl der Fälle (89 pCt.) auch den N. maxillaris (V_2) leitungsanästhetisch machen.

II. Klinischer Theil.

1. Leitungsanästhesie und Injectionsbehandlung des Ganglion Gasseri.

Die Technik der Punction des Ganglion Gasseri ist im I. Theil der Arbeit genau beschrieben. Das Instrumentarium (s. Fig. 2) besteht aus: a) einer 10 cm langen, 0,8 mm starken, mit flach abgeschliffener Spitze versehenen, vernickelten Stahlcanüle, welche mit einem verstellbaren Schieber versehen ist, b) einer feinen Canüle für die Hautquaddel, c) einer 2 ccm fassenden Record-spritze und d) einem metallenen Maassstab, mittelst dessen auf der Canüle die gewünschte Tiefe durch den Schieber fixirt wird (Firma Windler, Berlin).

Zur Ausführung der Punction wird der Patient auf dem Operationstisch mit etwas erhöhtem Oberkörper und durch eine Kopfrolle angehobenem Kopf gelagert. Nach Desinfection der Wange mit Alkohol oder Jodtinctur wird in der beschriebenen Ausdehnung die Hautquaddel gemacht und dann mit der langen Canüle, auf der die voraussichtliche Tiefe des Planum infratempo-rale (5—6 cm) durch den Schieber markirt ist, die Punction unter Beobachtung aller im I. Theil gegebenen Regeln (siehe die Zu-sammenstellung S. 27) ausgeführt. Der Zeigefinger der linken Hand greift in den Mund, um im Vestibulum oris die Spitze der Nadel submucös zwischen dem aufsteigenden Unterkieferast und dem Tuber maxillare hindurchzuleiten. Der Mund des Patienten ist hierbei geschlossen. Wir weisen nochmals auf die Wichtigkeit der oben gegebenen Richtungsbestimmungen (Fig. 15 u. 16) hin. Werden sie nicht beachtet und zeigt z. B. die Spitze der Nadel von vorn gesehen zu weit medialwärts, so gerathen wir, anstatt ins Foramen ovale, in die Tube und die Lösung läuft in den Rachen.

Die leichtere oder schwerere Ausführbarkeit der Punction ist lediglich abhängig von den anatomischen Verhältnissen des be-treffenden Foramen ovale. Ergeben sich Schwierigkeiten, so kehren sie auch bei demselben Patienten stets wieder, während die einmal glatt ausgeführte Punction stets wieder gelingt. Da die Foramina ovalia auch am selben Individuum auf beiden Seiten meist ver-schieden sind, so kann es vorkommen, dass die Punction auf der einen Seite schwer, auf der anderen leicht ist.

Wenn man eine gute Quaddelanästhesie der Haut macht, so ist die Durchbohrung der Weichtheile der Wange und der Unter-schläfenbeingrube völlig schmerzlos. Auch das Anstossen der Canüle gegen das Planum infratemporale verursacht keinen Schmerz. Dagegen sind die medial vom Foramen ovale gelegenen Weichtheile in der Nähe der Tube und des Pharynx äusserst empfindlich. Bei ungenauer Localisirung des Schmerzes Seitens

des Patienten kann uns diese Empfindlichkeit die Erreichung des
Nerven vortäuschen und auf falsche Fährte führen. Die Berührung
des 3. Astes löst zumeist deutliche Empfindungen im Versorgungs-
gebiet dieses Nerven aus (untere Zähne, Zunge, auch die Gegend
vor dem Ohr, vergl. die Tab. I, S. 91 ff), welche theils nur als
Parästhesien, theils als deutliche Schmerzen angegeben werden.
Wirkt dieser Schmerz störend, so kann eine schon jetzt vor-
genommene Novocaininjection das weitere Vorgehen sehr erleichtern.
Nach Einführen der Canüle ins Foramen ovale wird Gefühl im
Versorgungsgebiet des 2. Astes geäussert (obere Zähne, Oberlippe,
Gaumen u. s. w.). Es giebt jedoch viele Patienten, welche nicht
im Stande sind, irgend eine bestimmte Localisation des Schmerzes
anzugeben, so dass man nur auf die anatomische Orientirung durch
Knochenfühlung und Richtungsbestimmung angewiesen ist.

In das Foramen ovale wird die Nadel $1\frac{1}{2}$ cm weit vorgeschoben. Ein Knochenwiderstand darf dabei nicht mehr auftreten,
anderenfalls sind wir nicht in der richtigen Achse und müssen die
Punction in etwas veränderter Richtung wiederholen. Sollten wir
Liquorausfluss erhalten, so müssen wir die Nadel ein wenig zurückziehen. Die Injection geschieht ganz allmählich, tropfenweise.
Der dabei anzuwendende Druck ist mässig stark. Bei stärkerem
Widerstand hüte man sich, die Lösung explosionsartig vorzutreiben,
sondern bewege die Nadel etwas vor oder zurück und versuche
dann zu injiciren.

Sofort nach Injection der ersten Decigramme der Lösung lässt
der Punctionsschmerz nach. Die Injection von Alkohol wird als
ein Brennen und Glühen in der ganzen Kopfhälfte empfunden. Wir
fanden, dass die Alkoholinjection nahezu schmerzlos war, wenn
ein oder mehrere Tage vorher bereits eine Novocaineinspritzung
gemacht war, und empfehlen daher in allen Fällen von Injectionsbehandlung der Trigeminusneuralgie zuerst die weniger schmerzhafte Novocaineinspritzung vorzunehmen.

Die Dosis beträgt $\frac{1}{2}$—$1\frac{1}{2}$ ccm 2 proc. Novocainsuprareninlösung (Braun's Höchster Tabletten) für die Localanästhesie, $\frac{1}{2}$ ccm
80 proc. Alkohols für die Neuralgiebehandlung. Man injicirt bei
Anästhesien in jedem Falle zunächst $\frac{1}{2}$ ccm 2 proc. Novocainlösung,
um die anästhesirende Wirkung der Injection zu prüfen. Für kleine
Operationen genügt diese Dosis, für grössere und länger dauernde
Eingriffe ist die höhere Dosis nothwendig.

Das Gelingen der Punction beurtheilen wir aus der eintretenden Anästhesie, die in der Regel momentan nach der Injection vorhanden ist. Nur in wenigen Fällen trat sie später (bis 5 Minuten) auf. Ist dann keine Anästhesie eingetreten, so ist die Punction als verfehlt zu bezeichnen und zu wiederholen.

Die Leitungsanästhesie des Ganglion Gasseri wurde bis jetzt bei 16 Operationen angewendet. Hierbei wurden in 9 Fällen die

Fig. 36.

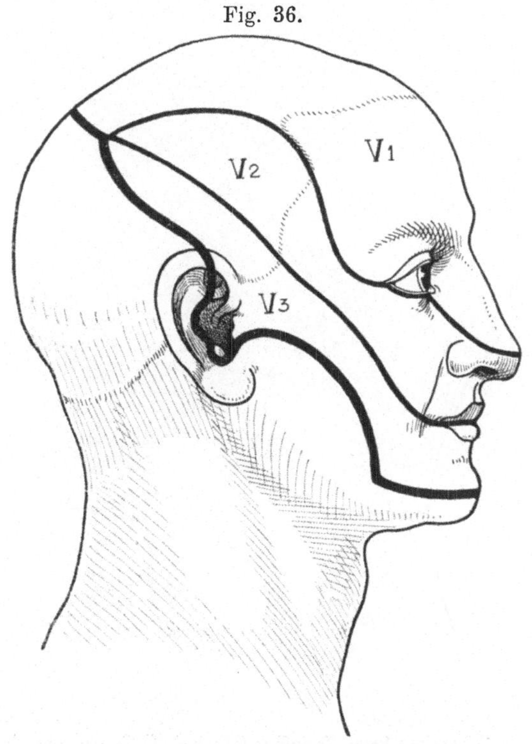

Hautinnervation des Kopfes nach Hasse.
Die Nummern bezeichnen das sensible Versorgungsgebiet der drei Trigeminusäste.

Ganglien beider Seiten anästhesirt. Die ausgeführten Operationen waren folgende: 6 Oberkieferresectionen, 2 Zungenexstirpationen, 1 Orbitaltumor, 1 Fremdkörperextraction in der Orbita, 2 Sarkome des Nasenrachenraums, 1 Masseterplastik, 3 kleinere Kieferoperationen. Ferner wurden zum Zwecke der Neuralgiebehandlung bei 14 Patienten 27 Injectionen von Novocain oder Alkohol in das Ganglion Gasseri vorgenommen. Rechnen wir diejenigen Fälle,

bei denen das Foramen ovale derselben Seite mehrfach punctirt
wurde (Wiederholung der Injectionen bei Neuralgien) einfach, so
ergeben sich 39 Fälle von Punction des Ganglion Gasseri; davon
gelang die Punction nach ein- oder zweimaligem Ansetzen leicht
in 28 Fällen; schwierig, so dass erst nach mehrmaligem Versuch
die Punction gelang, in 7 Fällen. In 4 Fällen trat auch nach mehr-
maliger Injection keine sichere Anästhesie im Trigeminusgebiet der

Fig. 37.

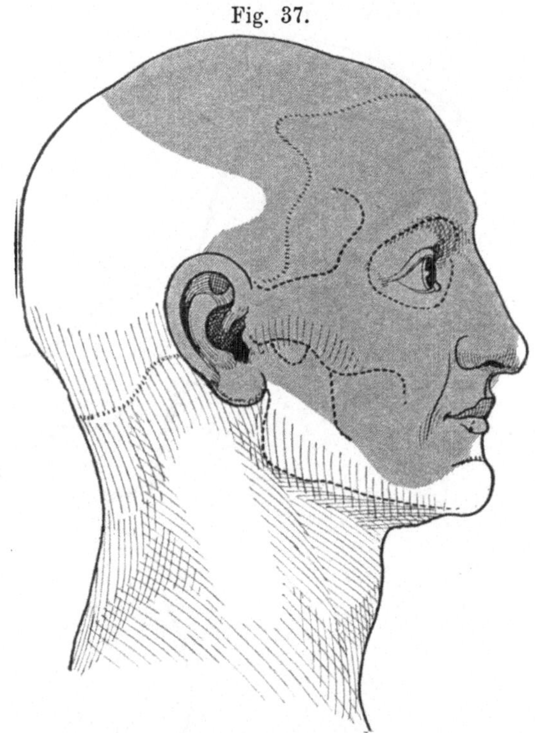

Novocainanästhesie des rechten Ganglion Gasseri, Prüfung der Anästhesie sofort
nach der Injection.

betreffenden Seite auf, so dass es hier fraglich bleibt, ob das
Ganglion Gasseri erreicht worden ist. Diese letzten vier Fälle
betrafen 3 Patienten mit Trigeminusneuralgie und einen Patienten
mit Zungencarcinom, bei dem bei beiderseitiger Injection die linke
Seite nicht völlig anästhetisch geworden ist.
     Die durch Injection von Novocain oder Alkohol in das Ganglion
Gasseri hervorgerufene Anästhesie erstreckt sich auf das ganze
Versorgungsgebiet des Trigeminus. Da dieses Gebiet jedoch noch

keineswegs als vollständig bekannt anzusehen und ausserdem der
Variabilität unterworfen ist, so sind die Ganglioninjectionen geeignet,
zum Studium der Trigeminussensibilität wichtige Beiträge zu
liefern. Bisher wurde die Ausbreitung der Sensibilität dieses Gebietes
entweder durch anatomische Präparation der feinsten Nervenendigungen
(Zander, Frohse), oder durch Untersuchungen an Patienten, denen
das Ganglion Gasseri operativ entfernt wurde (F. Krause), be-

Fig. 38.

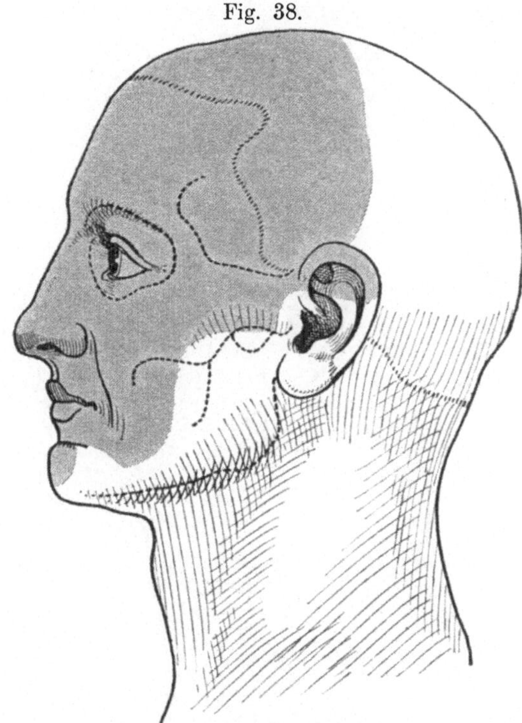

Anästhesie nach Alkoholinjection in das linke Ganglion Gasseri. Prüfung sofort
nach der Injection.

stimmt. Durch die Ganglionanästhesie dürften diese Methoden eine
werthvolle und bequeme Ergänzung erhalten. Eine ausführliche Bearbeitung dieses Themas ist in Verbindung mit einem Neurologen,
Herrn Dr. Simons (Klinik Oppenheim), in Angriff genommen.

1. Hautsensibilität. Fig. 36 zeigt die Ausbreitung des
Trigeminusgebietes nach den Lehrbüchern (Hasse). Wir haben
unseren Prüfungen ein neues Schema (Fig. 37 ff.) zu Grunde gelegt,
welches ausser den Weichtheilen, Falten, Grübchen, Behaarungs-

feldern des Gesichts auch noch die Contouren des Skeletts berück-
sichtigt und zwar so, wie sie am Lebenden durch die Haut durch-
gefühlt werden. Dem Schema liegt die Photographie eines Patienten
zu Grunde, dem vorher mit Rothstift die fühlbaren Skeletttheile
aufgezeichnet sind.

Fig. 37—40 zeigt nun eine Anzahl der von uns beobachteten
Anästhesiefelder nach einseitiger Ganglioninjection. Die Prüfungen

Fig. 39.

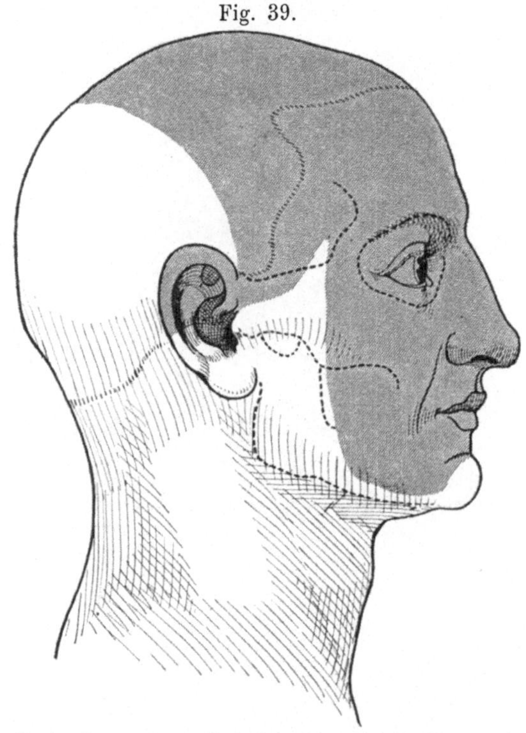

Novocainanästhesie des rechten Ganglion Gasseri. Prüfung sofort nach der
Injection.

sind mit Nadeln vorgenommen. Es konnten nur Patienten verwendet werden, die intelligent genug waren, um einigermaassen
einwandsfrei zu localisiren. Trotzdem sind gewisse Ungenauigkeiten
nicht zu vermeiden, da in den Grenzgebieten manchmal Hypästhesie
besteht oder die Berührungsfelder der benachbarten Nerven zick-
zackartig übereinandergreifen.

In der Mittellinie wird die Grenze zwischen links und rechts
ziemlich scharf innegehalten, Schwankungen sind nicht so häufig,

als wir zuerst annahmen, immerhin differirt bisweilen die Grenze an einzelnen Stellen nach der einen oder der anderen Seite in einer Ausdehnung, die bis zu $^1/_2$ cm betragen kann. Sie gebietet uns bei allen bis in die Nähe der Mittellinie gehenden Operationen auch die gesunde Seite zu anästhesiren. In einem Falle von Oberkieferresection, wo dies unterlassen wurde, war bei sonst guter

Fig. 40.

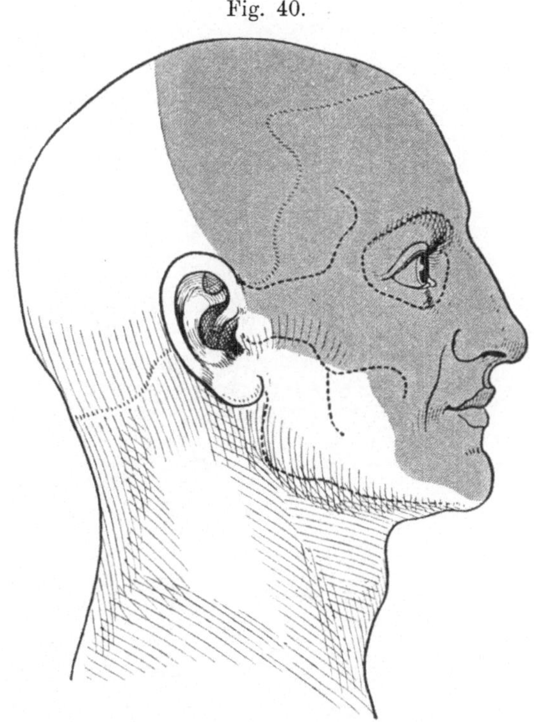

Novocainanästhesie des rechten Ganglion Gasseri.   Prüfung sofort nach der Injection.

Anästhesie die Durchschneidung der Oberlippe, trotzdem sie etwas nach der kranken Seite zu vorgenommen wurde, schmerzhaft.

Auf dem Schädel erstreckt sich das Verbreitungsgebiet der Anästhesie in der Mitte bis zur Scheitelhöhe, seitlich variirt es in dem Gebiet oberhalb der Ohrmuschel. Der ausgedehnte anästhetische Bezirk des Schädels gewährt uns die Möglichkeit, Trepanationen am Vorderhaupt vorzunehmen. Ferner liegt es nahe, Trepanationen am ganzen Schädel unter reiner Leitungsanästhesie

auszuführen, indem man das Ganglion anästhesirt und die weiter in
Betracht kommenden Nn. occipitalis major, minor und auricularis magnus (vergl. Tab. I) an ihren Austrittsstellen leitungsunfähig
macht. Diese Austrittsstellen sind: 1. für den N. auricularis magnus
und occipitalis minor der hintere Rand des Sternocleidomastoideus

Fig. 41.

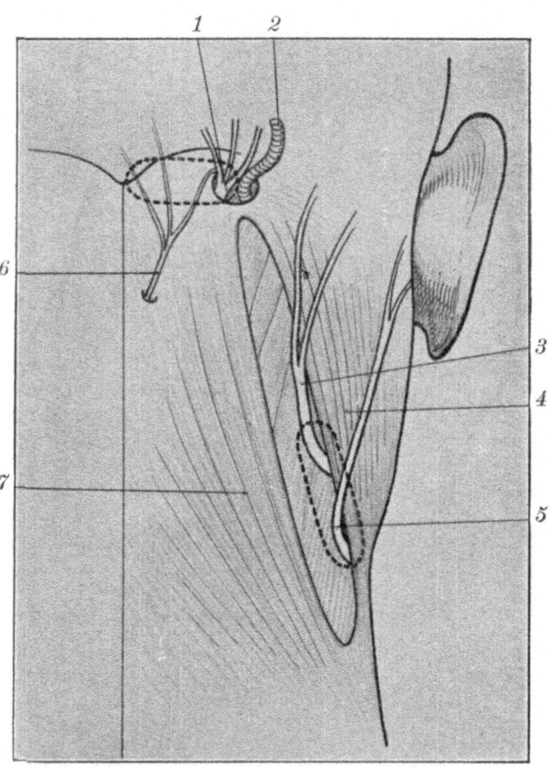

Leitungsanästhesie des Hinterkopfes.

Die punktirten Linien bezeichnen die Injectionsstellen für die Nn. auricularis
magnus und occipitalis minor (am hinteren Rande des M. sterncleidomastoideus),
für die Nn. occipitalis major und tertius (medial von der A. occipitalis).
1 N. occipitalis major. *2* A. occipitalis. *3* N. occipitalis minor. *4* M. sternocleidomastoideus. *5* N. auricul. magnus. *6* N. occipitalis tertius. *7* M. trapezius.

in der Mitte dieses Muskels, 2. für den N. occipitalis major folgende
Stelle: zwischen hinterem und mittlerem Drittel einer von der
Protuberantia occipitalis externa zum hinteren Rand der Ohrmuschel
gezogenen Linie fühlt man den Puls der A. occipitalis; dicht medialwärts daneben befindet sich der Durchtritt des N. occipitalis major

durch den Schlitz des M. trapezius. Wir werden also von hier aus medianwärts bis zur Protuberantia occipitalis externa (N. occipitalis tertius!) ein Depot anlegen (s. Fig. 41). Damit muss die ganze Schädelhaube anästhetisch werden. Die Leitungsanästhesie der Trepanation gewinnt dadurch an Interesse, dass nach den Beobachtungen Bier's und Krause's bei Trepanationen unter Umspritzungsanästhesie das Anästheticum zum Gehirn diffundirt und die elektrische Reizbarkeit der Centren herabsetzt, was z. B. für Operationen bei Epilepsie von nachtheiliger Bedeutung ist.

Im Gesicht springt von unten aussen her mehr oder minder weit das Versorgungsgebiet der Cervicalnerven (N. auricularis magnus, cutaneus colli) in das Trigeminusgebiet vor, so dass wir in der Gegend der Ohrmuschel, lateralen Schläfe, seitlichen Wange, Parotis, am Kieferwinkel und Kinn niemals mit reiner Trigeminusanästhesie rechnen dürfen und daher stets zur Ganglioninjection die Umspritzung hinzunehmen müssen.

Bezüglich der Innervation des Gesichts sind Beobachtungen über die Regenerationsfähigkeit der Sensibilität von Interesse, die wir nach Alkoholinjection gemacht haben. Fig. 42 zeigt das Ausbreitungsgebiet der Analgesie 12 Tage, Fig. 43 dasselbe 25 Tage nach der Alkoholeinspritzung ins Ganglion Gasseri. Wir sehen deutlich, wie besonders im Stirngebiet von den Rändern her collaterale Sensibilitätsbahnen eröffnet werden. In das gleiche Gebiet gehört die Beobachtung, dass nach Ganglioninjection die Anästhesie am frühesten in denjenigen Gebieten erlosch, deren Nerven früher mit peripheren Alkoholinjectionen behandelt waren. Vergleichen wir unsere Anästhesiebezirke mit den von Krause nach Exstirpation des Ganglion Gasseri gefundenen Anästhesien, so finden wir, dass die unserigen ausgedehnter sind und sich mehr den Bestimmungen der Anatomen nähern. Dies beruht darauf, dass unsere Prüfungen sofort nach der Injection vorgenommen wurden, während Krause aus äusseren Gründen erst vom 18. Tag nach der Operation ab Sensibilitätsprüfungen vorgenommen hat[1]).

2. Tiefe Sensibilität. Durch die Ganglioninjection werden sämmtliche Knochen und Weichtheile des Gesichts anästhetisch, soweit sie zum Versorgungsgebiet des Trigeminus gehören. Sowie

---

1) Genauere Untersuchungen hierüber, insbesondere auch über das Zurückgehen der verschiedenen Qualitäten der Anästhesie nach Alkoholinjection, sind mit Dr. Simons in Angriff genommen und werden a. a. O. veröffentlicht werden.

die Operation sich der Mittellinie nähert, ist beiderseits Anästhesie auszuführen. Oberkieferresectionen, Operationen an den Knochen der Nase und Orbita sind gut unter dieser Anästhesie ausführbar.

Die Schleimhäute des Auges und der Nase werden sicher gefühllos, ebenso die Conjunctiva und Cornea. Es erlöschen der Cornealreflex, ferner die Niessreflexe der Nasenschleimhaut, dagegen nicht der

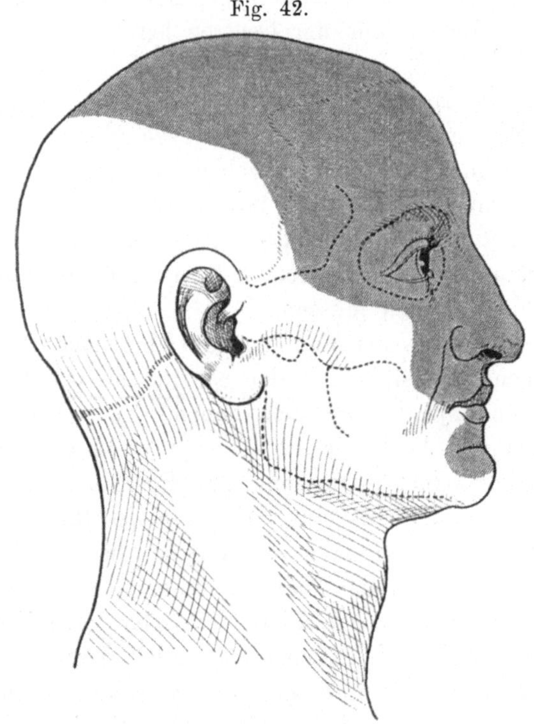

Fig. 42.

Anästhesie 12 Tage nach Injection von Alkohol in das rechte Ganglion Gasseri.

Würgreflex des Rachens. Die Nebenhöhlen der Nase werden ebenfalls anästhetisch. Radicaloperationen von Empyemen der Highmorshöhle sind mit einseitiger Ganglionanästhesie ausführbar. Für die Siebbeinhöhlen empfiehlt sich stets doppelte Anästhesirung. Beobachtungen über Keilbeinhöhle und Hypophysis liegen noch nicht vor.

In der Mundhöhle ist mit voller Anästhesie der Zähne, der Kiefer und des harten Gaumens zu rechnen, nicht immer wird der weiche Gaumen ganz gefühllos. Auch die Anästhesie der Zunge, wenigstens in den hinteren Theilen, ist nach doppelter Ganglioninjection recht unsicher. Betrachten wir das Sensibilitätsschema der Zunge (Fig. 44), so sehen wir, dass nur der vordere Theil dem Trigeminus gehört, die Seitentheile dem Glossopharyngeus, der Grund dem Vagus. Nach unseren Erfahrungen ist das Trigeminusgebiet der Zunge noch mehr einzuschränken. Vielleicht werden durch die mit dem Facialis communicirende Chorda tympani dem Trigeminus neben sensorischen auch sensible Fasern entzogen und

Fig. 43.

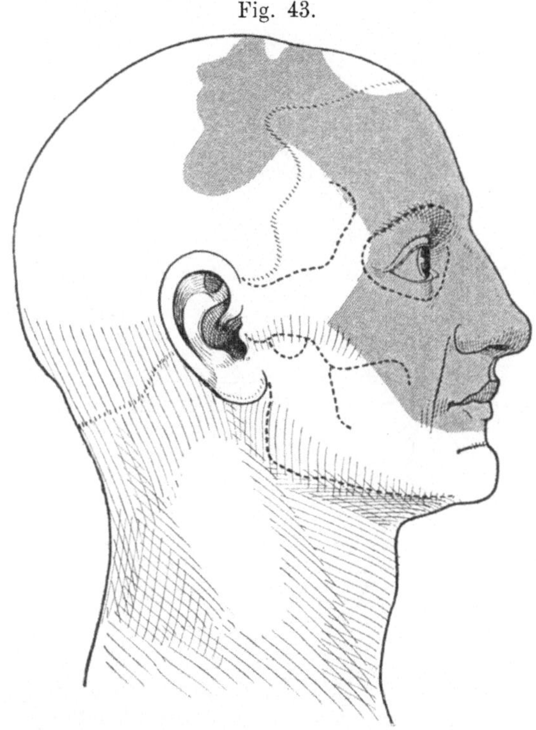

Derselbe Patient wie Fig. 42. Anästhesie 25 Tage nach der Alkoholinjection.

dem Glossopharyngeus zugeführt. Uns scheint daher für Zungenoperationen die Leitungsanästhesie an der Lingula sicherer zu sein, als an der Schädelbasis oder im Foramen ovale. Demnach hat für die Operation des Zungencarcinoms, wie wir später sehen werden, die Ganglionanästhesie wenig Bedeutung. Wir erreichten hier mit unserem früheren Vorgehen mindestens dieselben, wenn nicht bessere Resultate (s. S. 85).

Bei grossen Operationen im Nasenrachenraum möchte ich dagegen die Ganglionanästhesie wegen Betheiligung des zweiten Astes (vergl. Tab. I) nicht missen, doch ist sie auch hier wie in allen Grenzgebieten mit ausgiebiger Umspritzung zu combiniren.

Das Anwendungsgebiet der Leitungsanästhesie des Ganglion Gasseri ist demnach folgendes:

1. Operationen des Vorderschädels, der Orbita, des Jochbeins, des Oberkiefers, der Nasenhöhle, der Mundhöhle und des Rachens,

Fig. 44.

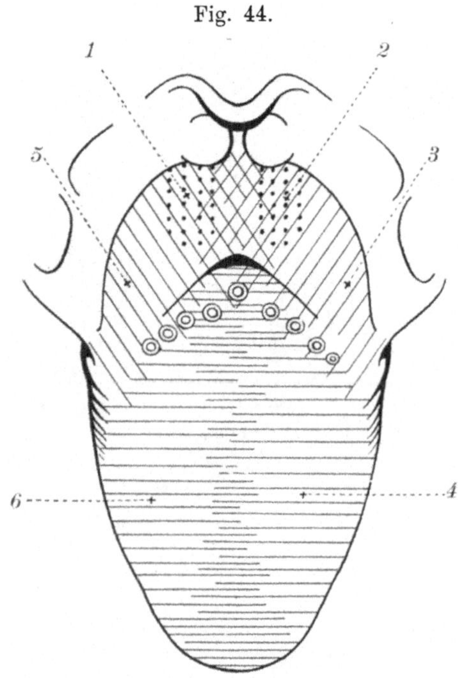

Sensible Innervation der Zunge nach Zander und Spalteholz.
1 N. vagus dexter (punktirt). *2* N. vagus sinister (punktirt). *3* N. glosso-pharyngeus sinister (schräg schraffirt). *4* N. lingualis sinister (quer schraffirt). *5* N. glossopharyngeus dexter (schräg schraffirt). *6* N. lingualis dexter (quer schraffirt).

eventuell combinirt mit Adrenalineinspritzung zwecks Anämisirung und mit Novocaineinspritzung der unsicheren Grenzgebiete (Hautgebiet der Cervicalnerven, Gebiet des Glossopharyngeus), sowie mit Cocainisirung der nicht vom Trigeminus versorgten Schleimhäute.

2. Plastische Gesichtsoperationen.

3. Operationen an den Trigeminusästen und am Ganglion Gasseri. Die bisher günstigen Resultate der Alkoholinjectionen bei der Trige-minusneuralgie machen es allerdings wahrscheinlich, dass die Opera-

tionen an den Stämmen künftig fortfallen, die Exstirpationen des Ganglion Gasseri nur in sehr seltenen Fällen noch nöthig sein werden.

Die Dauer der Novocainanästhesie des Ganglion Gasseri beträgt durchschnittlich $1^1/_2$ Stunde; dies gilt für die kalt in physiologischer Kochsalzlösung gelösten Braun'schen Tabletten. Versuche, unter Salzsäurezusatz die Lösung vorher noch einmal aufzukochen, hatten den Erfolg einer sehr flüchtigen und kurz dauernden Anästhesie[1]). Bisweilen bleibt in einzelnen Gebieten die Anästhesie nach Novocaininjection über mehrere Stunden bestehen, kleinere Gebiete können sogar noch nach Tagen Hypästhesie aufweisen.

Ehe wir die Ganglioninjection als Methode empfehlen können, haben wir ausführlich die Frage zu erörtern, ob sie etwaige Nachtheile für den Patienten im Gefolge hat. Es könnten dies sein: locale Nebenwirkungen, z. B. Uebergreifen der Wirkung des injicirten Mittels auf benachbarte Nerven, allgemeine Nebenerscheinungen toxischer Natur, endlich Nacherscheinungen, d. h. örtliche oder allgemeine Störungen, welche im Anschluss an die Injection später in Erscheinung treten.

1. Ueber motorische Nebenwirkungen der Ganglionanästhesie wurden folgende Beobachtungen gemacht: Mitbetheiligung der motorischen Augennerven sahen wir selten und nur vorübergehend, 5 Mal trat nach Novocaininjection Erweiterung der betreffenden Pupille ein, die stets nach etwa $1/_4$ Stunde zurückging. Nach Alkoholinjection in das Ganglion sahen wir 1 Mal vorübergehend eine Verengerung der Pupille auftreten. Wie diese Wirkungen auf die Pupille zu erklären sind, bedarf noch weiterer Untersuchungen.

2 Mal sahen wir nach der Injection von Novocain eine Parese des Nervus abducens auftreten, die ebenfalls in kurzer Zeit zurückging. Hierbei handelt es sich sicher um Diffusion des Mittels in die laterale Wand des Sinus cavernosus. Nach Verwendung kleiner Spritzen, welche langsameres Injiciren gestatten, haben wir keine Abducensparese mehr gesehen.

Bisweilen wurde eine Parese der Kaumuskeln beobachtet, welche vorübergehend und ohne Belästigung des Patienten war.

---

1) Nachtrag bei der Correctur: Nach Beendigung der Arbeit erlebten wir bei der Verwendung der Tablettenlösung einen Fall von infectiöser Meningitis, über den a. a. O. berichtet wird. Wir müssen demnach vor Verwendung dieser Lösung warnen und empfehlen die Ampullenlösung B zu verwenden.

Bei doppelter Ganglionanästhesie bemerkt man in einzelnen Fällen durch Erschlaffung der Kaumuskeln ein Herabhängen des Unterkiefers. Die mit Injectionen von Novocain oder Alkohol behandelten Neuralgiepatienten hatten niemals Kaustörungen, sondern waren im Gegentheil zumeist erfreut, dass sie durch Beseitigung des Schmerzes die Fähigkeit, feste Speisen zu kauen, wieder erlangt hatten.

2. Nebenerscheinungen allgemeiner Natur beobachteten wir nur im Anfang, als die Technik und Dosirung noch nicht ausgebildet war. Es waren dies folgende Fälle:

Die Wirkung der Ganglioninjection war gleichsam experimentell aus folgendem Fall zu ersehen:

1. M., 42 jährige Frau. Trigeminusneuralgie rechts. Exstirpation des rechten Ganglion Gasseri 1. 8. 12. Nachdem unter Leitungsanästhesie des 3. Astes mit 2 ccm 2 proc. N.S.L.[1]) und Umspritzung mit 60 ccm $^1/_2$ proc. N.S.L. das Ganglion Gasseri schmerzlos freigelegt ist (vergl. Operationsbericht S. 68 No. 1), werden in dasselbe mit grosser Spritze 4 (!) ccm 2 proc. N.S.L. injicirt. Sofort totale Anästhesie des Operationsgebiets. Wenige Minuten später Uebelkeit, Brechbewegungen, etwas beschleunigter (120), aber kräftiger Puls, Gesichtsfarbe unverändert. Es tritt ein Schlafzustand ein, der 30 Minuten lang über die inzwischen beendete Operation hinaus andauert. Pat. liegt mit kräftigem Puls (116) ruhig athmend da, fühlt nichts von der weiteren Operation. Die rechte Pupille ist weit, die linke mittelweit. Cornealreflex links, Patellar- und Plantarreflexe sind erhalten. Auf Kneifen an den nicht anästhesirten Körperstellen reagirt Pat. mit leichten Abwehrbewegungen, auch reagirt sie auf Anruf. Am Nachmittag bricht Pat. einen Esslöffel Schleim, fühlt sich im Uebrigen wohl. Puls 93. Weiterer Verlauf glatt und fieberfrei.

2. Z., 65 jährige Frau. Trigeminusneuralgie. Injection No. I_1 im Sitzen von 5 ccm 2 proc. N.S.L. mit grosser (10 ccm) Spritze. Pat. steht nach der Injection sofort auf. Wenige Minuten nach der Injection geröthetes Gesicht, etwas weite Pupillen, leichte Benommenheit, bei erhaltenem Gefühl und erhaltener Fähigkeit zu sprechen. 10 Minuten nach Injection Erbrechen, 15 Minuten nach derselben Vorübergehen aller Erscheinungen. Der Puls blieb dauernd unbeeinflusst. Keine Nacherscheinungen.

3. B., 74 jähriger Mann. Trigeminusneuralgie. Injection No. I_2 im Liegen von 2 Mal $^1/_2$ ccm 2 proc. N.S.L. mit grosser Spritze. Nach der Injection steht Pat. auf. Nach 5 Minuten Uebelkeit und Würgen, die rasch vorübergehen.

Derselbe Patient erhält nach 16 Tagen nochmals eine Injection (No. I_4) von 2 Mal $^1/_2$ ccm 2 proc. N.S.L., aber mit kleiner Spritze. Als er sich aufrichtet, ist sein Gang etwas taumelnd, sonst keine Nebenerscheinungen.

Nach 9 Tagen Alkoholinjection von $^1/_2$ ccm mit kleiner Spritze (I_8). Pat. bleibt nach der Injection liegen. Keine Nebenerscheinungen.

---

1) N.S.L. bedeutet Novocain-Suprareninlösung nach Braun.

4. H., 56jährige Frau. Trigeminusneuralgie. Injection No. I_7 von 2 Mal $^1/_2$ ccm 4 proc., 1 Mal 2 proc. N.S.L. mit kleiner Spritze. Injection durch Anomalien erschwert, ohne deutliche Anästhesiewirkung. Nach der Injection steht Pat. auf. Ca. 1 Stunde später Uebelkeit und Erbrechen. Pat. wird in die Klinik aufgenommen. Am Abend besteht noch Uebelkeitsgefühl. Puls kräftig, langsam. Am andern Tage ist Pat. völlig erholt.

Nach 5 Tagen erhält Pat. nochmals eine Injection (I_9) von $^1/_2$ ccm 2 proc. N.S.L., ebenfalls ohne sicheren anästhetischen Erfolg. Pat. wird nachher nicht aufgerichtet, sondern liegend zu Bett gebracht. Keine Nebenerscheinungen.

Nach diesen Erfahrungen wurde die Technik der Ganglionanästhesie in folgender Hinsicht verändert:

1. Die Dosis wurde herabgesetzt. Ueber ein Maximum von $1^1/_2$ ccm 2 proc. N.S.L. wurde nicht mehr hinausgegangen. Bemerkenswerth ist, dass wir bei Alkoholinjectionen, wobei wir allerdings von Anfang an mit der grössten Vorsicht (langsames Injiciren, nachheriges Liegen) vorgingen, niemals die geringsten Nebenerscheinungen gesehen haben, während von anderer Seite (Pussep) nach Alkoholinjection des Ganglion Gasseri Collaps berichtet wird, der demnach offenbar auf falsche Technik zurückzuführen ist.

2. Die Injectionen dürfen nur äusserst langsam vorgenommen werden, mit einer kleinen, höchstens 2 ccm fassenden langgestreckten Spritze, welche das Injiciren ganz allmählich in tropfenweisen Einzelschüben gestattet.

3. Die Injectionen werden stets im Liegen vorgenommen. Nach der Injection ist, ohne dass Patient aufgerichtet wird, mindestens noch eine Stunde lang liegende Stellung beizubehalten. Nach dem einleuchtenden Beweis in Fall 3 und 4 besteht der Verdacht, dass durch das plötzliche Aufrichten nach der Injection Lösung aus dem Cavum Meckeli durch den Porus trigemini in den Arachnoidealraum der hinteren Schädelgrube angesaugt wird, um dort durch Vagusreizung Erbrechen und andere Intoxicationserscheinungen hervorzurufen.

Wir hatten die Genugthuung, nach Abänderung der Technik im obigen Sinne in einer lückenlosen Reihe von nunmehr 30 Injectionen Nebenerscheinungen nicht mehr auftreten zu sehen.

3. Oertliche Nachwirkungen. Hierher gehört das Auftreten von Herpes, das wir 3 Mal nach Novocain-, 1 Mal nach Alkoholinjection beobachteten. Es traten einige Tage nachher in der Umgebung des Mundwinkels kleine Bläscheneruptionen auf, welche nach einigen Tagen wieder verschwanden. Subjective Be-

schwerden wurden dadurch nicht verursacht. In dem Falle von
Alkoholinjection bei einer Patientin, welche ausserdem früher wegen
Diabetes behandelt, zur Zeit der Einspritzung allerdings zuckerfrei
war, trat der Herpes in grösserem Umfange auf, erstreckte sich
auf die Wange und die Augenlider. Da bei derselben Patientin
zugleich Austrocknung der total anästhetischen Cornea (s. u.) bemerkt wurde, so möchten wir bezüglich der Alkoholinjectionen
bei Diabetikern zur Vorsicht mahnen.

Das Auftreten von Herpes wird auch in Fällen von patho-
logischer Zerstörung des Ganglion Gasseri und der Spinalganglien
angetroffen und gilt hier direct als diagnostisches Merkmal für die
Läsion des Ganglion (Bing). Die physiologische Grundlage dieser
Erscheinung ist unbekannt, wahrscheinlich ist sie auf trophische
Einflüsse zurückzuführen.

In 3 Fällen (S. 74 ff., Fall 2, 11, 13) sahen wir nach Injection
von Alkohol ins Ganglion Gasseri Hornhautveränderungen, wie
sie bei den meisten Fällen von Ganglionexstirpation auch von
Köllner gesehen wurden; zweimal heilte die Affection unter ge-
eigneter Behandlung der Königl. Augenklinik mit einer kleinen
Macula aus, im 3. Fall, der nicht zur Behandlung kam, entstand
eine totale Trübung der Hornhaut. Dies lehrt uns, dass wir
nach Alkoholbehandlung des Ganglion Gasseri dieselben Vorsichts-
maassregeln zu treffen haben wie nach der operativen Entfernung
des Ganglions und zeigt uns zugleich, dass diese Behandlung der
Ganglionexstirpation praktisch ausserordentlich nahe kommt; ob sie
ihr gleichwerthig ist, kann erst eine längere Beobachtung entscheiden.

4. Allgemeine Nacherscheinungen. In 5 Fällen klagten
die Patienten im Anschluss an die Novocaineinspritzung in das
Ganglion Gasseri über Nacherscheinungen, welche einen bis mehrere
Tage nach der Injection anhielten und hauptsächlich in Kopfschmerzen bestanden. Ich gebe zunächst kurz die Kranken-
geschichten dieser Fälle, um dann die Frage der Ursache und
Vermeidbarkeit dieser Erscheinungen zu besprechen.

1. J., 24jähr. Mann. Facialislähmung. Plastik nach Lexer. Anästhesie
No. A$_5$. Die Punction des Ganglions gelingt beim zweiten Versuch. Injection
von 1 ccm 2proc. N.S.L. ins Ganglion mit grosser Spritze. Umspritzung des
Cervicalnervengebiets der Wange mit 5 ccm $^1/_2$ proc. N.S.L. Am Nachmittag
Erbrechen, am anderen Tage Kopfschmerzen.

2. H., 22jähr. Mann. Oberkiefersarkom. Resection des linken Oberkiefers.
A$_6$. Die Punction des Ganglion Gasseri ist durch die Ausdehnung des Tumors

sehr erschwert und gelingt erst nach mehrmaligem Versuch. Injection von 3 ccm 2proc. N.S.L. mit grosser Spritze ins Ganglion, Umspritzung mit 10 ccm Suprareninlösung (5 Tropf. 1 prom. Suprareninlösung auf 100 ccm physiologischer Kochsalzlösung), Umspritzung der gesunden Seite mit 5 ccm 2proc. N.S.L. Pat. klagt am andern Tage über Kopfschmerzen.

3. Z., 46jähr. Mann. Resection beider Oberkiefer wegen Carcinoms. A_9. Doppelseitige Ganglionanästhesie. Die Punction links ist schwierig und gelingt erst nach mehrmaligem Versuch; dabei erfolgt Liquorausfluss. Injection links von 2 mal 1 ccm, rechts $1\,^1/_2$ ccm 2 proc. N.S.L. Am Nachmittag Erbrechen von verschlucktem Blut, am andern Tage klagt Pat. über Kopfschmerzen.

4. A., 17jähr. Mann. Schussverletzung der Orbita. Freilegung der unteren und medialen Orbitalwand. Projectil nicht gefunden. A_{12}. Linksseitige Ganglionanästhesie. Die Punction ist schwierig und gelingt erst nach mehrmaligem Versuch. Injection von 1 ccm 2 proc. N.S.L. Da die Anästhesie nach der Mittellinie zu nicht vollständig ist, wird während der Operation auch das rechte Ganglion mit 1 ccm 2proc. N.S.L. anästhesirt, was glatt gelingt. Da gegen Ende der Operation, $1\,^1/_2$ Stunden nach der Injection, die Anästhesie links nachlässt, wird das linke Ganglion zum zweiten Mal mit 1 ccm 2proc. N.S.L. injicirt.

Es traten am Tage nach der Operation, nachdem Pat. schon aufgestanden war, Nachmittags 40⁰ Fieber, leichte Nackensteifigkeit und Kopfschmerz auf. Am nächsten Tage Rückgang der Temperatur und Besserung der subjectiven Beschwerden. Die am dritten Tage vorgenommene Lumbalpunction ergab erhöhten Liquordruck (48 cm) und leichte Trübung des Liquors. Die von competenter Seite ausgeführte bakteriologische Untersuchung ergab, dass der Liquor steril war. Es wurde Liquor abgelassen bis normale Druckhöhe erreicht war. Pat. erholte sich hierauf vollständig.

Es lag hier demnach eine aseptische Meningitis vor.

5. H., 53jähr. Mann. Trigeminusneuralgie im 1. Ast links. Injection No. $I_{2;}$. Die Punction des Foramen ovale gelingt scheinbar glatt, doch tritt nach Injection von 1 ccm 2proc. N.S.L. nur unvollkommene Anästhesie ein. Weite linke Pupille. Patient kommt nach 5 Tagen wieder und erzählt, dass er vom Abend nach der Injection ab Kopfschmerzen, Nackenschmerzen, Uebelkeit und Schwindel gehabt habe. Die Erscheinungen haben sich bis heute gebessert, seien aber noch nicht ganz verschwunden. 10 Tage nach der Injection ist Patient annähernd beschwerdefrei.

Die Nacherscheinungen in diesen 5 Fällen sind meines Erachtens alle in Analogie mit dem ätiologisch geklärten vierten Fall als Symptome einer aseptischen Meningitis mehr oder minder schweren Grades aufzufassen. Die Ursache derselben glaube ich in einer Ueberreizung der Meningen durch unvorsichtige und zu häufig wiederholte Punction suchen zu dürfen[1]). Der Beweis ist folgender: In allen diesen Fällen bot die Punction Schwierigkeiten,

---

1) Vgl. auch Anmerkung zu S. 63.

so dass die Punctionen mehrmals wiederholt werden mussten, ehe man zum Ziele kam. In Fall 4 hat eine künftig unzulässige, mehrfach wiederholte Punction beider Ganglien stattgefunden. In Fall 5 ist die Nadel zwar in den Schädel glatt eingedrungen, doch wurde trotz Injection keine Anästhesie erzielt. Wahrscheinlich ist die Lösung zum grössten Theil am Ganglion vorbei in die Schädelhöhle gespritzt worden, vielleicht in Folge einer Anomalie, wie sie Fig. 11b darstellt. Auffallend ist auch, dass es sich in allen Fällen um Männer handelt, bei denen die Ganglionpunction durchschnittlich schwieriger ist als bei Frauen.

Wir schliessen hieraus, dass zu erwarten ist, dass mit zunehmender technischer Uebung diese Nacherscheinungen seltener werden dürften. Um sie thunlichst zu vermeiden, sind bei der Punction künftig folgende Forderungen innezuhalten: In Fällen, in denen sich der Punction technische Schwierigkeiten in den Weg stellen, suche man die Punction nicht zu forciren. Mehrmaliges und zu tiefes Eingehen ins Foramen ovale ist zu vermeiden, ebenso Nachspritzungen bei unvollständiger oder erlöschender Anästhesie.

Zusammenfassend können wir also über die Nebenwirkungen der Ganglioninjectionen sagen: Bei richtiger Technik und genauer Beachtung aller gegebenen Vorschriften sind Nebenerscheinungen sicher zu vermeiden, allgemeine Nacherscheinungen voraussichtlich auf ein Minimum zu reduciren und ohne bleibende Nachtheile für den Patienten.

Die Leitungsanästhesie des Ganglion Gasseri wurde bei folgenden Operationen angewendet:

1. Exstirpation des Ganglion Gasseri nach Krause-Lexer.

M., 42 jähr. Frau. Recidivirende schwere Trigeminusneuralgie. Dieser erstmalige Versuch der Ganglionpunction am 1. 8. 1912 scheiterte daran, dass der Fall für die Punction insofern ungünstig lag, als durch frühere Operationen an den Trigeminusästen erhebliche Veränderungen geschaffen waren: Jochbein-dislocation, Verknöcherungen im Gebiet der Kaumuskeln, ferner, dass das Instrumentarium noch mangelhaft war und dass, als endlich das Foramen ovale erreicht war, die Canüle aus übertriebener Vorsicht nicht weit genug vorgeschoben wurde. Es wurden 2 ccm 2 proc. N.S.L. in den 3. Ast injicirt und ausserdem mit 60 ccm $\frac{1}{2}$ proc. N.S.L. umspritzt. Die Operation war bis zur Freilegung des Ganglions völlig gefühllos; das Ganglion selbst und die benachbarte Dura war empfindlich. Nunmehr wurden in das freigelegte Ganglion 4 ccm 2 proc. Lösung nachgespritzt und die Operation darauf schmerzlos vollendet. Ueber die dabei aufgetretenen Nebenerscheinungen s. S. 64 No. 1.

2. Oberkieferresection, 6 Fälle.

Hier besteht der Vortheil der Ganglionanästhesie gegenüber den bisherigen Methoden der Anästhesirung darin, dass die Technik vereinfacht, die Dosis bedeutend herabgesetzt wird und dass auch bei dem häufig vorkommenden Durchbruch des Tumors durch die Hinterwand des Oberkiefers die Anästhesie noch durchführbar ist. Im ersten Falle, A_6, wurde die gesunde Seite durch Umspritzung anästhesirt, in den übrigen Fällen die doppelseitige Ganglionanästhesie angewendet.

1. A_6. H., 22jähr. Mann. Sarkom des linken Oberkiefers und Jochbeins, welches die Fossa pterygopalatina und infratemporalis ergriffen hat. Atypische Resection des Oberkiefers und Jochbeins unter Erhaltung des Orbitalbodens und harten Gaumens. Die Punction des Ganglion Gasseri ist durch die Ausdehnung des Tumors sehr erschwert und gelingt erst nach mehrmaligem Versuch. Injection von 3 ccm 2 proc. N.S.L. ins linke Ganglion. Umspritzung der kranken Seite mit 10 ccm Suprareninlösung (5 Tropfen 1 prom. Suprareninlösung auf 100 ccm physiolog. Kochsalzlösung), Umspritzung der gesunden Seite mit 5 ccm 2 proc. N.S.L. Die Operation verläuft anästhetisch, nur beim Meisseln am Oberkiefer und Jochbein werden einmal Schmerzen geäussert.

Dass das Meisseln im Gebiet des Kopfes bei Localanästhesie bei empfindlichen Patienten nicht immer schmerzlos zu gestalten ist, beruht, wie auch andere Autoren bemerken, z. B. Krause, nicht auf Unvollkommenheit der örtlichen Anästhesie. Man bedenke, dass der ganze Schädel erschüttert und mit der nicht anästhesirten hinteren Kopfhälfte gegen die Unterlage gedrückt wird. Bisweilen geben die Patienten direct an, den Schmerz nicht an der Operationsstelle, sondern an der Auflegeseite des Kopfes zu spüren. Man gebe daher empfindlichen Patienten vorher Morphiuminjectionen und mache die Anästhesie so ausgedehnt als möglich.

2. A_7. L.. 34jähr. Mann. Typische Resection des linken Oberkiefers nebst Nasenscheidewand und Theilen des rechten Oberkiefers wegen Carcinoms. Doppelseitige Ganglionanästhesie links mit 1 ccm, rechts mit $^1/_2$ ccm 2 proc. N.S.L. Vor der Operation 1 cg Morphium, Umspritzung mit 5 ccm 0,0005 proc. Suprareninlösung. (Von der Firma Höchst wurden uns zu diesem Zweck besondere Präparate geliefert, mittelst deren man durch Einwerfen von einer 1 mg Suprarenin enthaltenden Tablette in 200 ccm physiol. Kochsalzlösung eine Lösung herstellt, deren Suprareningehalt der $^1/_2$ proc. Novocaintablettenlösung nach Braun identisch ist.) Anämie befriedigend, Anästhesie, auch beim Meisseln, absolut.

3. A_9. Z., 46jähriger Mann. Carcinom beider Oberkiefer. Resection beider Oberkiefer mit Ausnahme des Orbitaldaches und der linken Seitenwand.

Vor der Operation 2 mal 1 cg Morphium. Doppelseitige Ganglionanästhesie mit links 1 ccm, rechts $1\frac{1}{2}$ ccm 2 proc. N.S.L. Umspritzung links mit 30 ccm $\frac{1}{2}$ proc. N.S.L., rechts mit 10 ccm Suprareninlösung. Cocainisirung des Rachens. Die Anämie ist auf der Novocainseite stärker als auf der Suprareninseite. Die Anästhesie ist absolut.

4. A_{11}. J., 49 jähr. Mann. Carcinom des linken Oberkiefers, in die Orbita vorgewuchert. Typische Resection. Doppelseitige Ganglionanästhesie. Links $1\frac{1}{2}$ ccm, rechts 1 ccm 2 proc. N.S.L. Umspritzung der seitlichen Jochbeingegend mit 20 ccm $\frac{1}{2}$ proc. N.S.L. Anästhesie gut bis auf Schmerzen beim Meisseln und bei der Ablösung von der hinteren Pharynxgegend.

5. A_{14}. W., 45 jähriger Mann. Sarkom des rechten Oberkiefers, mit Durchbruch durch den harten Gaumen, in die Orbita und nach unten bis zur Schädelbasis. Freilegung mit Wangenschnitt, Auslöffelung der gut abgegrenzten Tumormassen, Paquelin. Vor der Operation 2 cg Morphium. Doppelseitige Ganglionanästhesie mit je $1\frac{1}{2}$ ccm 2 proc. N.S.L. Umspritzung der Haut und des Pharynx und rechten Gaumens mit 25 ccm $\frac{1}{2}$ proc. N.S.L. Anästhesie vollständig.

6. A_{16}. M., 17 jähriger Mann. Hühnereigrosse Cyste des linken Oberkiefers. Resectionsschnitt, Ablösung des Weichtheillappens, Abtragung der vorderen Cystenwand, Auslöffelung. Doppelseitige Ganglionanästhesie mit links 2 Mal $\frac{1}{2}$, rechts 1 ccm 2 proc. N.S.L. Umspritzung des weichen Gaumens und der Wangengegend mit 10 ccm $\frac{1}{2}$ proc. N.S.L. Cocainisirung des Rachens. Vor der Operation 1 cg Morphium. Operation absolut anästhetisch.

Wir möchten nach diesen Erfahrungen für die Anästhesie bei Oberkieferresection folgende Vorschriften aufstellen: Vorher stets Morphiuminjection, da empfindliche Patienten das Meisseln nicht vertragen. Doppelte Ganglionanästhesie. Anämisirende Umspritzung mit 10—20 ccm $\frac{1}{2}$ proc. N.S.L. oder Suprareninlösung. Cocainisirung, eventuell auch Umspritzung des Rachens.

3. Operation des Zungencarcinoms.

Hier wurde in 2 Fällen die doppelseitige Ganglionanästhesie angewendet, combinirt mit gleichzeitiger Umspritzung. Diese Anästhesirungsmethode bot hierbei, wie gesagt, keinen besonderen Vortheil vor der früher geübten Technik (s. S. 85).

1. A_8. S., 46 jähriger Mann. Carcinoma linguae. Exstirpation der Zunge mit medianer Kieferspaltung. Vor der Operation 1 cg Morphium. Doppelseitige Ganglionanästhesie mit je 1 ccm 2 proc. N.S.L., Umspritzung des Zungengrundes mit 40 ccm $\frac{1}{2}$ proc. N.S.L. Hautschnitt, Kieferdurchsägung und die Operationen am Vordertheil der Zunge anästhetisch, die Abtrennung der Zunge vom Zungengrund schmerzhaft.

2. A_{13}. E., 49 jährige Frau. Zungencarcinom nebst Drüsen. Exstirpation eines grossen linksseitigen Drüsenpackets am Hals. Exstirpation der

Zunge nach medialer Kieferdurchsägung. Doppelseitige Ganglionanästhesie mit je 1 ccm 2proc. N.S.L. Während die Anästhesie rechts glatt gelingt, ist auf der linken Seite die Punktion des Foramen ovale sehr schwierig und tritt nach der Injection nur Hypästhesie im Trigeminusgebiet ein. Umspritzung mit 100 ccm $1/_2$ proc. N.S.L. Drüsenoperation und Kieferspaltung anästhetisch. Ablösung der Zunge vom Zungengrund mit Schmerzäusserung verbunden.

4. Operationen in der Orbita, 2 Fälle.

1. A_1. W., 27jährige Frau. Sarkom der unteren und medialen Wand der linken Orbita. Exstirpation des Tumors nach temporärer Jochbeinresection nach Krönlein. Vor der Operation 1 cg Morphium. Linksseitige Ganglionanästhesie mit $1^1/_2$ ccm 2proc. N.S.L. Injection von 2 ccm $1/_2$ proc. N.S.L. durch innere Orbitalpunction in den tiefsten Teilen des Orbitaltrichters. Die schwierige und langdauernde Operation verläuft vollständig anästhetisch.

2. A_{12}. A., 17jähriger Mann. Schussverletzung der linken Orbita. Nach linksseitiger Ganglionanästhesie mit 1 ccm 2proc. N.S.L. wird von einem Schnitt längs des Orbitalrandes aus die Orbita freigelegt und das Periost an der unteren und inneren Wand abgelöst und der Inhalt der Orbita zur Seite gedrängt. Da das Siebbein an der medialen Orbitalwand empfindlich ist, wird Ganglionanästhesie der anderen Seite hinzugefügt, und schliesslich, da die Anästhesie auf der linken Seite $1^1/_2$ Stunden nach der Injection erlischt, das Ganglion dieser Seite noch einmal anästhesirt. Die Operation wird, da das Projectil nicht gefunden wird, abgebrochen (vergl. S. 67, No. 4).

Nach dieser Beobachtung scheinen in der Siebbeingegend weitgehende Anastomosen zwischen rechts und links zu existiren, worauf bei der Anästhesie orbitaler Operationen Rücksicht zu nehmen ist. Im Uebrigen ist die Ganglionanästhesie für grössere Orbitaloperationen gut geeignet.

5. Tumoren des Nasenrachenraums, 2 Fälle.

1. A_{10}. B., 24jähriger Mann. Sarkom der rechten Tonsille mit Uebergreifen auf den Nasopharynx und ausgedehnten Halsdrüsenmetastasen. Exstirpation des Tumors nebst Drüsen nach seitlicher Kieferdurchsägung. Vor der Operation 2 cg Morphium. Rechtsseitige Ganglionanästhesie mit 1 ccm 2proc. N.S.L. Umspritzung des Halstumors mit 100 ccm $1/_2$ proc. N.S.L. Cocainpinselung des Rachens. Bei der Durchsägung des Unterkiefers zuckt der Patient als der Nervus alveolaris durchschnitten wird. Die Anästhesie bei dem sehr empfindlichen und ängstlichen, nicht deutschsprechenden Russen ist im Uebrigen ausgezeichnet.

2. A_{15}. B., 27jähriger Mann. Ulcerirtes malignes Lymphom des rechten weichen Gaumens und der Tonsille, auf Oberkiefer und Rachen übergehend, mit Drüsen. Nach präliminarer Freilegung und provisorischer Anschlingung der Carotis wird der Tumor durch queren Wangenschnitt freigelegt und, da inoperabel, excochleirt und verschorft. Die Operation wird unter doppelseitiger Ganglionanästhesie und Umspritzung ausgeführt und ist völlig anästhetisch.

6. Plastische Gesichtsoperationen, 1 Fall.

A_5. J., 24jähriger Mann. Facialislähmung nach Diphtherie. Plastische Ueberpflanzung von Theilen des Musculus masseter in den Mundwinkel nach Lexer. Linksseitige Ganglionanästhesie mit 1 ccm 2proc. N.S.L. Umspritzung des Cervicalnervengebietes der Wangengegend mit 5 ccm ½ proc. N.S.L., absolute Anästhesie.

7. Operationen an den Kiefern, 3 Fälle.

1. A_2. K., 42jährige Frau. Zahnfistel im Oberkiefer. Extraction zweier Wurzeln und Ausschabung der in der Nähe des Foramen infraorbitale durchgebrochenen Fistel. Rechtsseitige Ganglionanästhesie mit 1 ccm 2proc. N.S.L., sofort eintretende absolute Anästhesie der Operation.

2. A_3. R., 42jährige Frau, Empyem der linken Highmorshöhle. Radicaloperation nach Aufmeisselung der Fossa canina. Linksseitige Ganglionanästhesie mit ½ ccm 2proc. N.S.L. Anästhesie absolut.

3. A_4. T., 32jährige Frau. Extraction des linken oberen Weisheitszahns wegen abnormer Stellung sowie der Wurzel des linken unteren Caninus. Ganglionanästhesie mit ½ ccm 2proc. N.S.L. Anästhesie absolut.

Aus diesen 16 Operationsberichten geht hervor, dass die Anästhesie des Ganglion Gasseri eine Methode der Anästhesirung darstellt, welche die bisher geübten Verfahren bei Kopfoperationen an Leistungsfähigkeit erheblich übertrifft. Die Dosis des angewandten Novocains und Suprarenins ist gegen früher bedeutend herabgesetzt. Auch die zur Umspritzung verwendeten Mengen sind, wenn überhaupt nothwendig, auffallend gering. Angenehm ist besonders das sofortige Eintreten der Anästhesie und die durch die grosse Ausdehnung des anästhetischen Gebiets gewährleistete Bewegungsfreiheit des Operateurs. Ferner ist hervorzuheben, dass trotz der nicht leichten Technik in keinem der Fälle ein Versager beobachtet wurde.

Injectionsbehandlung des Ganglion Gasseri bei Neuralgien.

Die Behandlung der Trigeminusneuralgie mit Injectionen von Flüssigkeiten, welche das Nervengewebe schädigen oder zerstören und dadurch eine Unterbrechung der sensiblen Leitung herbeiführen, wurde zuerst im Jahre 1883 von Neuber empfohlen, welcher zu diesem Zweck längere Zeit fortgesetzte Injectionen von 4—6 Tropfen einer 1 proc. wässerigen Lösung von Ueberosmiumsäure in die

Umgebung der Nerven (periphere Trigeminusäste, N. ischiadicus) vornahm und damit gute Resultate erzielte. Ueber die weitere Anwendung der Neuber'schen Methode berichtet 1906 Hammerschlag. Wright injicirte Osmiumsäure in das operativ freigelegte Foramen ovale.

Weitere Verbreitung erhielt jedoch die Injectionsbehandlung der Trigeminusneuralgie erst durch Schlösser, welcher 1902 zu gleichem Zwecke 80 proc. Alkohol einführte und die Einspritzungen auf die Austrittsstellen der Trigeminusäste an der Schädelbasis ausdehnte. Die Schlösser'sche Methode wurde in Deutschland besonders von Alexander, ferner sehr viel im Ausland aufgenommen (Ostwalt, Brissaud, Sicard, Harris, Kiliani, Dollinger u. A.). Technische Modificationen des Verfahrens bringen Ostwalt, der sich der intrabuccalen Methode bedient, Offerhaus (s. o.), über dessen Methoden kürzlich Otto aus der Anschütz'schen Klinik Gutes berichtet, Braun, der seine Methoden der Leitungsanästhesie auf die Neuralgiebehandlung überträgt.

Auch in der Bier'schen Klinik wird die Alkoholbehandlung der Trigeminusneuralgie häufig angewendet. Nach unseren Erfahrungen leistet die Injection in die Trigeminusäste jedenfalls soviel, dass sie die Patienten zunächst einmal von ihren furchtbaren Qualen sicher befreit, und dass diese Befreiung auf lange hinaus vorhält. Vor Recidiven schützt sie jedoch nicht. In leichteren Fällen sahen wir, wie auch Alexander und Braun, auch von Novocaininjectionen in die Nervenstämme Erfolge.

Wir hoffen, dass die im ersten Theil unserer Arbeit auf anatomischer Grundlage erschöpfend ausgearbeitete Technik der Trigeminuspunctionen der Injectionsbehandlung der Trigeminusneuralgie ein weiteres Verbreitungsfeld schaffen und auch dem praktischen Arzt diese Behandlungsmethode mehr als bisher nahelegen wird. Vorauszusetzen ist allerdings, zum mindesten für die tiefen Injectionen Uebung der Technik an der Leiche. Ich halte es bei der Bedeutung der Sache für unerlässlich, dass künftig die Uebung dieser Technik einen Bestandtheil der studentischen und ärztlichen Operationscurse zu bilden hat.

Ich habe nun in letzter Zeit meine Methode der Anästhesie des Ganglion Gassseri auch auf die Injectionsbehandlung der Trigeminusneuralgie ausgedehnt, und in einer Reihe meist schwerer Fälle Injectionen von Novocainsuprareninlösung und Alkohol in das Ganglion Gasseri vorgenommen. Da der Beginn dieser Versuche erst 5 Monate zurückliegt, so kann ich mich selbstverständlich über den definitiven Erfolg noch nicht äussern. Ich theile zunächst meine bisherigen Erfahrungen mit, die durchaus gute sind, und werde nach längerer Beobachtungszeit auf das Thema ausführlich zurückkommen. Es wurden folgende Patienten mit Ganglioninjectionen behandelt:

1. Z., 65jährige Frau. Seit 3 Jahren heftige Anfälle im 2. Ast rechts. Am 30. 4. 1912 Injection von 5 ccm 2proc. N.S.L. ins Ganglion. Nachher 8 Tage Heissluftbehandlung. 20. 6. schmerzfrei, kann alles essen, keine anästhetische Nachwirkung.

2. B., 74jähriger Mann. Seit 2 Jahren schwere Anfälle im Gebiet des rechten 1. und 2. Trigeminusastes. Wurde bereits mit peripheren Injectionen ohne bleibenden Erfolg behandelt. Am 21. 5. 1912 Injection J_2 von $^1/_2$ ccm 2proc. N.S.L. ins rechte Ganglion Gasseri. 6. 6. Die Schmerzen im Gebiet des 2. Astes sind verschwunden, es bestehen noch Schmerzen im Gebiet des 1. Astes. Injection J_4 von $^1/_2$ ccm 2proc. N.S.L. ins rechte Ganglion. Am 8.6. ist Pat. schmerzfrei. Da er am 15. 6. wieder über leichte Anfälle im Gebiet des 2. Astes klagt, werden ihm (I_8) $^1/_2$ ccm 70proc. Alkohol ins rechte Ganglion injicirt. 10. 7. Pat. ist bis jetzt völlig schmerzfrei. Cornea o. B. Fig. 42 und 43 zeigen die Ausdehnung der Anästhesie am 27. 6. und am 10. 7. 31. 8. Pat. hat sich seither der weiteren Beobachtung entzogen. Kommt auf Bestellung: Er ist schmerzfrei, leidet an einem neuroparalytischem Ulcus der Cornea. 18. 11. Schmerzfrei. Totale Trübung der rechten Hornhaut.

3. Br., 35jähriger Mann. Seit 1 Jahr anfallsweise leichte, seit 14 Tagen heftige Schmerzen im Gebiet des 1. und 2. Astes rechts. 5. 6. 1912 Injection von $^1/_2$ ccm 2proc. N.S.L. ins Ganglion. Ausdehnung der Anästhesie s. Fig. 37. 15. 11. Pat. bis jetzt schmerzfrei.

4. J., 58jährige Frau. Seit 4 Jahren schwere Neuralgie aller 3 Aeste, besonders des 2. rechts. Bereits erfolglos mit peripheren Alkoholinjectionen behandelt. Am 7. 6. 1912 Ganglioninjection J_5 mit 1 ccm Novocain. Am 8. 6. Injection von $^1/_2$ ccm 70proc. Alkohol (J_6) ins Ganglion. Die Anästhesie ist vollständig, erlischt jedoch im infraorbitalen Gebiet, wo bereits früher Alkoholinjectionen gemacht waren, schon nach einer Stunde (vergl. S.59). Am 11. 6. wird, da Pat. wieder einen Anfall im Infraorbitalgebiet gehabt hat, eine Alkoholinjection ins Foramen infraorbitale (2 ccm) gemacht. 16. 11. Pat. ist bisher schmerzfrei.

5. H., 56jährige Frau. Seit 2 Jahren schwere Neuralgie des 1. und 3. Astes. Am 10. 6. 1912 Injection von Novocainlösung (vergl. S. 65) ohne sicheren anästhetischen Erfolg (J_7). Am 15. 6. nochmalige Injection (J_9) von $^1/_2$ ccm 2proc. N.S.L. ins Ganglion, ferner periphere Injection von je $^1/_2$ ccm 70proc. Alkohol ins Foramen infraorbitale und die Incisura supraorbitalis. 17. 6. Pat. ist schmerzfrei. 19. 11. Bericht: Hat noch immer Schmerzen.

6. Sch., 65jähriger Mann. Seit Jahren bestehende schwere Neuralgie, besonders im 1. Ast links. Mit peripheren Alkoholinjectionen und Neurexärese des Supraorbitalis ohne bleibenden Erfolg vorbehandelt. 24. 6. 1912. (J_{10}) Injection von $^1/_2$ ccm 2proc. N.S.L. ins Ganglion, ohne sicheren anästhetischen Erfolg. 25. 6. Wieder Schmerzen. Injection (J_{11}) von $^1/_2$ ccm 70proc. Alkohol ins Ganglion. 27. 6. (J_{12}) 1 ccm 2proc. N.S.L. ins Ganglion, ferner periphere Injection von Alkohol in den N. infraorbitalis. 8. 7. Pat. gebessert, aber nicht beschwerdefrei. J_{15} Injection von $^1/_2$ ccm 70proc. Alkohol. Die Ganglioninjection war bei dem Pat. stets mit Schwierigkeiten verbunden und ohne vollkommenen anästhetischen Erfolg. '8. 7. Annähernd schmerzfrei. **Injection von Alkohol ins Foramen rotundum** auf orbitalem Wege mit voller Anästhesie im 2. Ast. Die Alkoholanästhesie erlöscht bereits nach einer Stunde. 18. 11. bisher schmerzfrei.

7. S., 68jähriger Mann. Schwere linksseitige Neuralgie des 2. und 3. Astes seit 10 Jahren. Bisher intern behandelt. Am 25. 6. 1912 J_{12} Injection von 1 ccm 2proc. N.S.L. ins Ganglion. 29. 6. Gebessert. 25. 7. Hat keine Anfälle wieder gehabt.

8. Br., 70jährige Frau. Seit $1^1/_2$ Jahren Neuralgie im 1. und 2. Ast und Tick der Orbicularpartie des Facialis rechts. Hyst. Symptome. 28.6.1912. J_{14} Injection von $^1/_2$ ccm 2proc. N.S.L. Ausdehnung der Anästhesie s. Fig. 39. 5. 7. Schmerzfrei. 15. 7. Hat wieder geringe Schmerzen, Tic besteht noch lebhaft und quälend. 16. 7. Alkoholinjektion von $^1/_2$ ccm in den N. facialis im Foramen stylomast. 25. 7. Facialislähmung; schmerzfrei. 18. 10. Pat. ist schmerzfrei; die Parese des Facialis ist völlig zurückgegangen.

9. L., 51jähriger Mann. Seit 5 Jahren schwere Neuralgie im 3. Ast links. Bisher erfolglos intern behandelt. Täglich heftige Anfälle. 10. 7. 12. J_{16}, Injection von $^3/_4$ ccm 2proc. N.S.L. ins Ganglion. 11. 7. 12. Bedeutend gebessert. J_{17}, Injection von $^1/_2$ ccm 80proc. Alkohol. Die Alkoholinjection ist fast schmerzlos, nachdem gestern die Novocaininjection gemacht wurde, welche schmerzhaft war. Ausdehnung der Anästhesie siehe Fig. 38. 15. 7. 12. Noch nicht anfallsfrei, nochmalige Alkoholinjection J_{20} von $^1/_2$ ccm 80proc. Alkohol. Ausserdem wird, da der Hauptschmerz im Gebiet des N. auriculotemporalis und des mit diesem anastomosirenden N. auricularis magnus sitzt, der letztere Nerv an seiner Austrittsstelle hinter dem M. sternocleidomast. mit 2proc. N.S.L. umspritzt. 13. 8. 12. Pat. völlig schmerzfrei. Hypästhesie im Gebiet des linken Trigeminus. 16. 11. Schmerzfrei.

10. N., 61jährige Frau. Seit 8 Jahren schwere Neuralgie des 3. Astes, früher 1. und 2. Astes. Bisher intern behandelt. 12. 7. 12. J_{18}, Injection von $1^1/_2$ ccm 2proc. N.S.L. ins Ganglion. 13. 7. 12. Hat seit Langem zum ersten Mal geschlafen und ist schmerzfrei. J_{19}. Injection von $^1/_2$ ccm 80proc. Alkohol ins Ganglion. 13. 11. 12. Bisher völlig schmerzfrei.

11. M., 19jähriges Mädchen. Seit $^3/_4$ Jahren täglich heftige neuralgische Anfälle im 1. Ast rechts, früher auch links. Ist bereits links mit peripheren Injectionen erfolgreich behandelt, rechts noch nicht. Hysterische Symptome. J_{21}. 15. 7. 12. Injection von $^3/_4$ ccm 2proc. N.S.L. ins rechte Ganglion.

Anästhesie siehe Fig. 40. 27. 8. 12. Pat. klagt wieder über Schmerzen in der rechten Stirn und dem rechten Auge. J_{27}, Injection von $^1/_2$ ccm 2proc. N.S.L. und darauf $^1/_2$ ccm 80proc. Alkohol in das rechte Ganglion. Vollkommene Anästhesie. 28.8.12. Pat. schmerzfrei, Anästhesie noch in ganzer Ausdehnung vorhanden, Cornea und Nasenreflexe erloschen. 31. 8. Austrocknung der Cornea und kleines Ulcus. 3. 9. Bisher schmerzfrei. Kleine Maculae corneae. 12. 11. 12 Halbseitiger Kopfschmerz bei Witterungswechsel, sonst gesund.

12. Th., 68jähriger Mann. Seit 12 Jahren schwere Neuralgie des 2. und 3. Astes links. Vor 9 Jahren auswärts Nervenstammresectionen an der Schädelbasis. Ausserdem Injectionsbehandlung mit Schleich'scher Lösung. Pat. hat eine winkelförmige Narbe über dem linken Jochbogen und eine Anästhesie im 2. Ast. Trotzdem ist gerade das Gebiet des 2. Astes (Infraorbitalis) der Sitz heftigster Anfälle. Ausserdem bestehen Schmerzen im Gebiet des 3. Astes. Behandlung: 15. 8. 12. J_{22}, Injection von 1 ccm 2proc. N.S.L. in das linke Ganglion Gasseri. Die Punction ist sehr schwierig, da infolge der früheren Operation an der Schädelbasis ausgedehnte Narbenbildungen vorhanden sind. 16. 8. 12. Wiederholung der Punction. Injection von $^1/_2$ ccm 2proc. N.S.L. und darauf $^1/_2$ ccm 80proc. Alkohol. 22. 8. 12. Pat. noch nicht völlig anfallfrei. Im Gebiet des 1. Astes besteht keine Anästhesie. Auch das des 3. Astes ist nur hypästhetisch. Wiederholung der Alkoholinjection (J_{26}) mit 1 ccm. 25. 8. 12. Periphere Injectionen von Alkohol in den 2. Ast im Foramen rotundum und in den 3. Ast am Foramen ovale. 27. 8. 12. Wird bedeutend gebessert einstweilen nach Hause entlassen. 24. 10. Pat. ist seither völlig schmerzfrei geblieben.

13. Bi., 67jährige Frau. Leidet seit den Wechseljahren an schwerster Neuralgie im 2. und 3. Ast links. Bereits mehrfach mit Injectionen vorbehandelt, wurde zuletzt von uns am 16. 1. 12. mit Novocaininjectionen in den 2. und 3. Ast an der Schädelbasis behandelt. Seitdem schmerzfrei, kommt sie heute, den 17. 8. 12., mit einem heftigen Anfall wieder. Behandlung: J_{24}, Injection von $^1/_2$ ccm 2proc. N.SL. und $^1/_2$ ccm 80proc. Alkohol. Darauf vollständige, bis jetzt (26. 8. 12.) anhaltende Anästhesie und Schmerzfreiheit. Nach der Injection Austrocknungserscheinungen der Cornea. 18. 11. Kleine kaum sichtbare Macula corneae. Pat. bisher völlig schmerzfrei.

14. H., 53jähriger Mann. Seit Februar 1912 Neuralgie des 1. Astes links. Bereits mehrfach ohne bleibenden Erfolg auswärts peripher injicirt. 17. 8. 12. J_{25}, Injection von 1 ccm 2proc. N.S.L. ins linke Ganglion. Anästhesie tritt nur unvollständig ein. 27. 8. 12. Gebessert. 18. 11. 12. In letzter Zeit wieder Schmerzen. (Vergl. S. 67, No. 5.)

Unsere bisherigen und wie gesagt keineswegs endgültigen Erfahrungen bei der Behandlung der Trigeminusneuralgie mit Injectionen in das Ganglion Gasseri sind folgende: Seit kurzer Zeit bestehende Neuralgien leichteren Grades werden schon durch einmalige Novocaininjection günstig beeinflusst (Fall No. 1, 3, 7). Von den schweren Fällen scheinen am Besten diejenigen zu reagiren, welche bisher noch nicht mit peripheren Injectionen behandelt waren. Die nach vorhergegangener Injections- oder operativer Behandlung recidivirten Fälle sind hartnäckiger, doch scheinen auch sie auf Alkoholinjection in das Ganglion günstig zu reagiren. Bisweilen haben wir bei solchen Fällen die Ganglioninjection erfolgreich mit peripheren Einspritzungen combinirt.

Vor Alkoholinjectionen in motorische Nerven müssen wir nach den Erfahrungen des Falles 8 nachdrücklich warnen.

2. Leitungsanästhesie der Trigeminusstämme.

In der Leitungsanästhesie der Trigeminusäste wie aller anderen Nervenstämme geht das Bestreben der modernen Technik dahin, die bisher üblichen Methoden der perineuralen Umspritzung durch die sichere endoneurale Injection zu ersetzen. Für die Anästhesie des Ganglion Gasseri ist uns dieses Ziel, wie aus dem Vorhergehenden ersichtlich, einwandfrei gelungen. Geht man nun nach meiner Methode nur in den Knochenkanal des Foramen ovale ein, ohne bis zum Ganglion vorzudringen, so erhält man durch Injection geringer Lösungsmengen eine sofort eintretende totale Leitungsanästhesie des 3. Trigeminusastes. Als Beispiel möge folgender Fall erwähnt werden:

N., 36jährige Frau. Unterkiefernekrose im Anschluss an Zahncaries. Punction des Foramen ovale. Sowie der 3. Ast erreicht ist, werden $1/2$ ccm, nach Einführung der Canüle ca. $1/2$ cm weit ins Foramen ovale weitere $1/2$ ccm 2 proc. N.S.L. injicirt. Die den Kieferwinkel versorgenden Cervicalnerven werden ebenfalls durch reine Leitungsanästhesie betäubt, indem am hinteren Rand des M. sternocleidomastoideus subfascial und in Knochenfühlung mit den Halswirbelquerfortsätzen 15 ccm 1 proc. N.S.L. eingespritzt werden. Kurz nach der Injection Beginn der Operation: Schnitt am Unterkieferrand, Aufmeisselung des Unterkiefers in ca. 5 cm Ausdehnung, Entfernung der Sequester, Ausschabung des wallnussgrossen Knochenherdes unter völliger Anästhesie.

Unser nächstes Ziel war, auch den 2. Ast mit Sicherheit endoneural zu injiciren. Man erreicht dies in einem grossen Theil der Fälle mit der oben ausführlich geschilderten Technik der „orbitalen Punction des Foramen rotundum“.

Ich habe diese Punction bis jetzt 11 mal ausgeführt. In den ersten Fällen erzielte ich Anästhesien des 2. Astes, welche nicht sofort nach der Einspritzung auftraten und die hintersten Aeste des Nerven nicht immer mitbetrafen (Nn. palatini und nasales). In 4 Fällen konnte ich aus der momentan nach der Injection kleiner

Lösungsmengen von Novocain auftretenden und sich über das ganze Gebiet des N. maxillaris erstreckenden totalen Anästhesie schliessen, dass das Foramen rotundum selbst erreicht wurde. Einige Fälle gestatten über den Effect der Injection kein klares Urtheil, da entweder gleichzeitig Umspritzungen vorgenommen waren oder infolge früherer Alkoholinjectionen bereits Anästhesie im Gebiet des 2. Astes bestand. Einmal erhielt ich anstatt einer Anästhesie des 2. eine solche des 1. Trigeminusastes. Die Spitze der Nadel war am Foramen notundum vorbei in den unteren Theil der Fissura orbitalis superior gerathen und hatte den hier gelegenen centralen Theil des N. ophthalmicus (vergl. I. Theil, S. 50) erreicht. In einem Falle endlich wurde die beabsichtigte Punction nicht ausgeführt, da bei der Einführung der Nadel eine Blutung entstand.

Die Fälle verhielten sich im Einzelnen wie folgt:

1. M. H., 20jähriges Mädchen. Trigeminusneuralgie links im Gebiet des N. zygomaticus. Orbitale Punction des 2. Astes gelingt leicht und ohne Blutung. Injection von 3 ccm N.S.L., wovon ein Theil beim Zurückziehen der Nadel injicirt wird, um den N. zygomaticus besonders zu treffen. Bei der Punction werden ausstrahlende Schmerzen im Gebiet des 2. Astes angegeben. Nach einer Viertelstunde volle Anästhesie im Gebiet des N. maxillaris, insbesondere des N. infraorbitalis, zygomaticus, alveolares supp. und palatini.

2. Ja., 24jähriger Mann. Facialislähmung, Einziehung einer Drahtschlinge nach Busch. Leitungsanästhesie des N. maxillaris von der Orbita aus mit 3 ccm 2proc. N.S.L., dazu Umspritzung der Fossa pterygopalatina nach Matas und des Jochbogens. Operation absolut anästhetisch.

3. Be., 74jähriger Mann. Trigeminusneuralgie. Orbitale Injection von $^1/_2$ ccm 2proc. N.S.L. an den N. maxillaris. Es wird eine deutliche Herabsetzung der Schmerzempfindlichkeit im Gebiet des 2. Astes erzielt.

4. A. Oe., 37jährige Frau, Zahnfleischfistel am rechten Caninus. Extraction, Ausschabung. Orbitale Injection an den N. maxillaris mit 3 ccm 2proc. N.S.L. Die eintretende Anästhesie erstreckt sich auf das Gebiet der Nn. infraorbitalis, alveolares supp. und zygomaticus, während die Nn. palatini und nasales nur Hypalgesie aufweisen. Es wird daher am Gaumen noch etwas umspritzt. Anästhesie absolut.

Während die erwähnten Fälle nur die Möglichkeit beweisen, den N. maxillaris auf orbitalem Wege zu erreichen, liefern die folgenden 4 bezw. 5 Fälle den Beweis, dass die schwierig erscheinende Punction des kleinen und verborgen liegenden Foramen rotundum selbst klinisch sehr wohl auf dem angegebenen Wege möglich ist.

5. A. Oe., 37jährige Frau, 17. 6. 12. Wurzelextractionen des 1. Incisivus und des 1. bis 3. Molaris links. Untere Orbitalpunction. Die Nadel stösst in

5 cm Tiefe auf Knochenwiderstand des „Planum pterygoideum“. Beim all-
mählichen Höhertasten wird ausstrahlender Schmerz im Gebiet des 2. Astes geäussert. Die Canüle wird nunmehr in das einen derben Weichtheilwiderstand
bietende enge Foramen rotundum $\frac{1}{2}$ cm weit vorgeschoben und $\frac{1}{2}$ ccm 2 proc.
N.S.L. injicirt. Sofort nach Injection dieser kleinen Dosis tritt volle Anästhesie
in sämmtlichen Zweigen des 2. Trigeminusastes ein, der Niessreflex der unteren
Nasenschleimhaut erlischt. Die sofort angeschlossene Operation ist völlig anästhetisch. — Die Anästhesie erlischt nach 4 Stunden. Nach 3 Tagen zeigt sich
Herpes in einem kleinen Bezirk der Oberlippe.

Fig. 45.

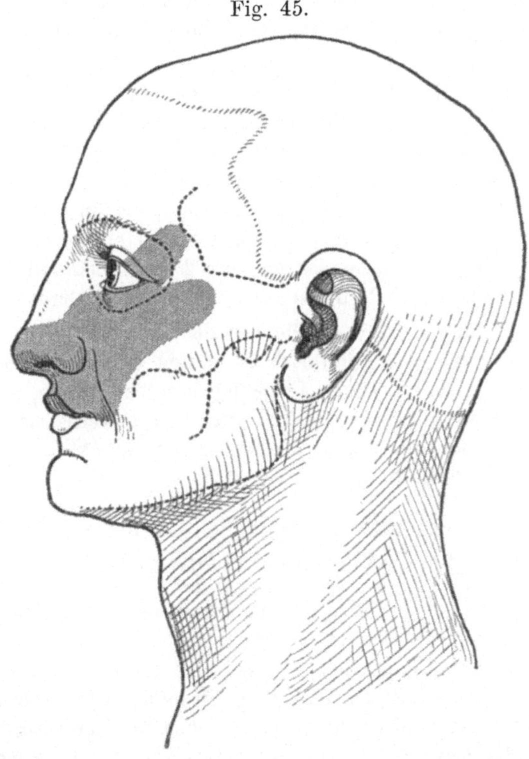

Novocainanästhesie des N. maxillaris durch Injection ins Foramen rotundum
von der Orbita aus. Prüfung der Anästhesie sofort nach der Injection. Die
matt gefärbte Partie am oberen Lid zeigte herabgesetzte Schmerzempfindlichkeit.

6. K. B., 43jähriger Mann. Parulis mit Schwellung der linken Oberlippe
und Wange. Extraction des l. Caninus. — Bekanntlich ist die örtliche Umspritzung bei Parulis unausführbar, da sie schmerzhafter ist als die Extraction
selbst. Es wird die Punction des Foramen rotundum ausgeführt, die gleich gut
gelingt wie im vorigen Falle. Die Tiefe bis zum Knochenwiderstand am Flügelfortsatz beträgt 5 cm, die Nadel wird $\frac{1}{2}$ cm unter ausstrahlendem Schmerz im
Oberkiefer ins Foramen rotundum vorgeschoben. Sofort nach Injection von

1 ccm 2proc. N.S.L. volle Anästhesie im ganzen Gebiet des 2. Trigeminusastes (im Gebiet der Nn. palatini etwas später als in dem der anderen Zweige). Die sofort nach der Injection vorgenommene Operation ist völlig anästhetisch. — Nach 5 Tagen besteht noch ein kleiner anästhetischer Bezirk in der linken Oberlippe, es werden Parästhesien in dieser Gegend geäussert.

7. A. Oe., 37jährige Frau. Knochenabscess im linken Jochbein. Aufmeisselung, Ausschabung. — Die bei der Pat. auf derselben Seite zum 2. Mal (vergl. No. 5) vorgenommene Punction des Foramen rotundum gelingt auch diesmal vollständig. Injection von $^1/_2$ ccm 2proc. N.S.L. Anästhetischer Hautbezirk siehe Fig. 45. Die Jochbeingegend, so weit sie nicht ins leitungsanästhetische Gebiet des 2. Astes fällt, wird durch Umspritzung anästhesirt. — Operation anästhetisch.

8. Sch., 65jähriger Mann. Trigeminusneuralgie (vergl. S. 75, No. 6). Zur Unterstützung der Ganglioninjectionsbehandlung wird bei dem Pat. am 9. 7. 12. eine Alkoholeinspritzung ins Foramen rotundum vorgenommen. Die orbitale Punction gelingt glatt, die Tiefe beträgt bis zum Planum pterygoideum 4 cm, die Nadel wird 1 cm weit ins Foramen rotundum vorgeschoben und zunächst 1 ccm 2proc. N.S.L. eingespritzt, worauf sofort volle Anästhesie im Gebiet aller Zweige des 2. Astes eintritt. Nun werden noch $^1/_2$ ccm 80proc. Alkohols injicirt und die Canüle entfernt.

9. Th., 68jähriger Mann. Die bei diesem Neuralgiepatienten vorgenommene Alkoholinjection ins Foramen rotundum (vergl. S. 76, No. 12) ist ebenfalls der Knochenfühlung nach als gelungen zu bezeichnen, wenn dies auch aus der eingetretenen Anästhesie deshalb nicht zu beweisen ist, weil Pat. in Folge früher vorgenommener Stammresection des 2. Astes im Gebiet dieses Nerven bereits Anästhesie hatte.

Nach diesen 4 bezw. 5 gelungenen Fällen sind noch 2 anzuführen, die nicht den gewünschten Erfolg hatten.

10. P. K., 17jähriger Mann. Extraction mehrerer Zähne und Wurzeln rechts oben. Nachdem die Canüle 2 cm weit in die Orbita eingeführt ist, macht der sehr aufgeregte und ängstliche Patient eine plötzliche Abwehrbewegung. Angesichts des unvernünftigen Verhaltens des Pat. wird von der geplanten Punction Abstand genommen. Beim Zurückziehen der Nadel entleert sich Blut aus derselben. Es entsteht kurz nachher ein starker Exophthalmus und einige Stunden später eine Suffusion des unteren Lids. Nach $1^1/_2$ Stunden ist unter Anwendung eines feuchten Verbandes der Exophthalmus verschwunden. Die Zahnextractionen wurden inzwischen unter Umspritzung vorgenommen. — Pat. hatte von der Blutung mehrere Tage lang sichtbare Suffusionen des unteren Lids, sonst keine weiteren Folgen.

11. H. N., 58jähriger Mann. Trigeminusneuralgie des 2. Astes rechts. Die Punction des Foramen rotundum wird versucht, jedoch keine Angabe über typischen ausstrahlenden Schmerz im Gebiet des 2. Astes erzielt. Dagegen äusserte Pat. Schmerz in der Stirn. Die Canüle befand sich in 6 cm Tiefe. Es wird versuchsweise eine ganz geringe Dosis Novocain injicirt (0,3 g 2proc.

N.S.L.) mit dem Effect, dass sofort eine vollständige Anästhesie im Gebiet des ersten Trigeminusastes mit Anästhesie uud Areflexie der Cornea auftritt und ausserdem eine Parese des Abducens, welche nach $1/_2$ Stunde wieder zurückgeht.

Hier hat demnach unbeabsichtigter Weise eine endoneurale Injection des Nervus ophthalmicus stattgefunden, deren Ausführbarkeit damit auf orbitalem Wege erwiesen ist. Ob diese Methode weiterhin zu empfehlen sein wird, wage ich noch nicht zu entscheiden. Vorläufig möchte ich sie wegen der Gefahr einer Verletzung des Sinus cavernosus nicht empfehlen.

Die axiale Punction des Foramen rotundum ist, wie aus Obigem hervorgeht, klinisch möglich und gestattet uns, mit einer sehr kleinen Novocaindosis von $1/_2$—1 ccm 2proc. Lösung eine sofort nach der Injection eintretende totale Anästhesie im ganzen Gebiet des 2. Trigeminusastes zu erzielen. Eine Blutung ist in 10 Fällen nicht eingetreten, die in einem Falle entstandene Blutung ist auf eine unvorhergesehene plötzliche Abwehrbewegung des unvernünftigen Patienten hin im vorderen Theile der Orbita erfolgt. Es ist daher rathsam, bei unruhigen Patienten die Punction zu unterlassen und in jedem Falle, was übrigens auch für die Ganglion Gasseri-Punction gilt, den Kopf des Patienten durch einen Assistenten gut fixiren zu lassen. Aus anatomischen Gründen (s. Th. I, S. 49) ist der orbitale Weg zum Foramen rotundum in einem Theil der Schädel (89 pCt.) wegen zu enger Beschaffenheit oder zu starker Windung der unteren Fissur ungangbar.

Zum Mindesten giebt uns diese Methode einen Weg, in Fällen, wo die Punction des N. maxillaris in der Flügelgaumengrube oder die Punction des Ganglion Gasseri aus anatomischen oder pathologischen Gründen unausführbar ist, doch noch die Anästhesie des 2. Trigeminusastes zu erreichen. Bei der nicht einfachen und von vielen Umständen abhängigen Technik der Trigeminuspunctionen wird nur derjenige über der Situation stehen, der für jeden Fall mehrere Wege zur Verfügung hat.

Ueber die laterale Orbitalpunction für die Nn. frontalis und lacrimalis liegen grössere klinische Erfahrungen noch nicht vor. Braun, der sie angegeben hat, scheint sie auch nicht allzu häufig anzuwenden. Aus unseren anatomischen Untersuchungen (Th. I, S. 44) geht hervor, dass man mit dieser Punction wohl die Nähe dieser Nerven erreicht, mit einer endoneuralen Injection

jedoch keines Falls rechnen kann. Wir haben die laterale Orbitalpunction nur in einem Falle von Neuralgie versucht, ohne damit
einen sicheren Erfolg zu erzielen. Ihr practisches Anwendungsgebiet ist jedenfalls klein, doch mag sie für grössere orbitale Operationen immerhin ihren Werth haben.

Dagegen ist die von Peuckert zuerst beschriebene mediale
Orbitalpunction für die Leitungsanästhesie der Nn. ethmoidales, welche den Antheil des 1. Trigeminusastes an der Innervation der Nase und ihrer Nebenhöhlen darstellen (vergl. Tab. I),
von grosser practischer Bedeutung. Die Technik ist leicht, der
anästhetische Erfolg stets ein guter. Wir haben diese Anästhesie
in allen Fällen von Oberkieferresectionen, Operationen der Nase
und Orbita angewendet, soweit wir diese Operationen nicht unter
Anästhesie des Ganglion Gasseri ausführten.

Auch die Umspritzung des N. maxillaris in der Flügelgaumengrube nach Matas und Braun, die wie die vorhergehende
ebenfalls meiner Ansicht nach keine endoneurale, sondern eine
perineurale Methode darstellt, haben wir in einer grossen Reihe von
Fällen mit gutem Erfolg erprobt. Bedingung für diese perineuralen
Anästhesien grosser Nervenstämme, zu denen ich auch die all-
bekannte Injection an den N. lingualis und alveolaris inf. an
der Lingula des Unterkiefers nach Halstedt-Braun rechne, ist
nur, dass man grosse Dosen von Anästheticum verwendet, im Allgemeinen nicht unter 5 ccm 2proc. N.S.L.

Ueber die Erfahrungen, welche wir mit diesen Injections-
methoden bei grossen Operationen gemacht haben, wurde von mir
zum Theil bereits auf dem Chirurgencongress 1911 in der Dis-
cussion zu Braun's Vortrag Mittheilung gemacht. Ich stelle im
Folgenden kurz alle diese Operationen nochmals zusammen. Es
waren folgende Operationen: 13 Oberkieferresectionen, 9 Zungenexstirpationen, 3 Unterkieferresectionen, 2 Tonsillartumoren, 1 Tumor
der Nasenscheidewand und des Nasenbodens, operirt mit Auf-
klappung des Nasengerüsts. Kleinere Eingriffe am Gesichtsschädel,
wie Kiefercysten, Operation von Gaumenspalten, partielle Zungen-
resectionen u. s. w. sind hierbei nicht mitgerechnet.

1. Oberkieferresection.

Die Anästhesie wurde meist genau nach Braun's Vorschrift
ausgeführt. Die Dosis betrug 5—15 ccm 2proc., 60—100 ccm

¹/₂ proc. N.S.L. Ausserdem wurden vorherige Injectionen von Morphium oder Morphium-Atropin sowie Pinselungen des Rachens mit 10 proc. Cocainlösung vorgenommen. Die Anästhesie war 9 Mal vollständig, 4 Mal war die Operation theilweise mit Schmerzäusserung verbunden, in einem dieser Fälle wurde die Einleitung der Inhalationsnarkose nothwendig. Die Ursache der unvollständigen Anästhesien lag zumeist darin, dass der Tumor die Fossa pterygopalatina und die Schädelbasis ergriffen hatte, wodurch die Leitungsanästhesie des 2. Astes nach Matas vereitelt wurde. Schon aus diesem Grunde bedeutet die Einführung der Ganglionanästhesie einen Fortschritt, indem sie auch in diesen Fällen stets die Durchführung der Operation unter örtlicher Betäubung gestattet.

1. A. M., 23jähriges Mädchen. 15. 2. 10. Fibrosarkom des linken Oberkiefers, auf die rechte Seite übergreifend und ulcerirt. Atypische Resection des linken Oberkiefers ohne Orbitalboden, sowie eines Theils des rechten Oberkiefers. Seitlicher Wangenschnitt. — Vor der Operation 0,02 Morph. subcutan. Injection von 2 ccm N.S.L. in die linke Flügelgaumengrube, 1 ccm derselben Lösung an die Nn. ethmoidales links. Infiltration des Wangenschnitts mit 10 ccm ¹/₂ proc. N.S.L. Operationsbeginn 20 Minuten nach Beendigung der Anästhesie. — Die Anästhesie ist im Beginn der Operation absolut. Beim Arbeiten auf der rechten, nicht anästhesirten Seite werden Schmerzen geäussert, ebenso beim Arbeiten in der Tiefe am harten Gaumen und bei der Abmeisselung des linken Proc. zygomaticus. Die Operation lässt sich jedoch ohne Narkose bequem durchführen.

Die Anästhesie hätte noch vollständiger gestaltet werden können, wenn man in den Grenzgebieten etwas mehr umspritzt hätte.

2. W. H., 62jähriger Mann. Carcinom des linken Oberkiefers. Typische Resection nach vorheriger Unterbindung der Carotis. — Anästhesie nach Braun mit 5 ccm 1 proc. und 75 ccm ¹/₂ proc. N.S.L. Es wird nur die linke Seite anästhesirt. Die Anästhesie ist absolut, die Anämie vollständig.

3. O. B., 44jähriger Mann. Carcinom des rechten Oberkiefers, typische Resection ohne Unterbindung der Carotis. — Leitungsanästhesie des rechten N. maxillaris in der Flügelgaumengrube und der Nn. ethmoidales. Umspritzung. — Die Anästhesie ist vollkommen, die Blutung sehr gering.

4. L., 57jährige Frau. Carcinom des linken Oberkiefers. Typische Resection. — Localanästhesie ähnlich wie im vorigen Fall, Anästhesie gut.

5. A. M., 55jährige Frau. Carcinom des linken Oberkiefers. Typische Resection unter Unterbindung der Carotis. Localanästhesie ähnlich wie im vorigen Falle, Anästhesie gut.

6. S. K., 56jähriger Mann. Carcinom des rechten Oberkiefers. Atypische Resection des rechten unter Schonung der Orbita, sowie eines Theils des linken Oberkiefers. — Leitungsanästhesie mach Braun rechtsseitig, Umspritzung des Hautschnitts und des Gaumens in der Mittellinie mit 8 ccm 2 proc. und 100 ccm

$1/_2$ proc. N.S.L. Bei der Punction der Fossa pterygopalatina äussert Pat. Schmerzen in den oberen Zähnen. Cocainpinselung des Rachens und der Nase. Anästhesie gut.

7. Ro., 51 jährige Frau. Sarkom des linken Oberkiefers, welches nach hinten in die Fossa zygomatica durchgebrochen ist und bis zur Schädelbasis reicht. Totale Resection des Oberkiefers bis an die Schädelbasis. Vor der Operation 0,02 Morph., 0,001 Atropin. Die Leitungsanästhesie in der Flügel-gaumengruhe ist unausführbar, da der Tumor die ganze Höhle zwischen Ober-kiefer und Jochbogen ausfüllt. Es wird die Leitungsanästhesie der Nn. ethmoi-dales und des N. infraorbitalis von der Orbita aus gemacht, der Tumor von der Wange und Mundhöhle aus bis an die Schädelbasis hinan umspritzt, ebenso harter Gaumen und Nasenwurzel. Infiltration des Hautschnitts. 15 ccm 2 proc., 60 ccm $1/_2$ proc. N.S.L. Die Anästhesie ist absolut, nur beim Ablösen der Tumormassen von der Schädelbasis geringe Schmerzäusserung.

8. Me., 67 jähriger Mann. Inoperables Carcinom des rechten Oberkiefers. Resection des Oberkiefers unter Mitnahme des Nasenseptums, des Siebbeins und von Theilen des Keilbeins und der Schädelbasis, Excochleation aller makro-skopisch erkrankten Tumormassen. Die Injection in die Flügelgaumengrube ist erschwert durch Durchbruch des Tumors. Es wird die Injection von einem weiter hinten gelegenen Punkt unter der Mitte des Jochbogens aus vorge-nommen. Anästhesie im Uebrigen typisch nach Braun. Anästhesie gut, nur beim Arbeiten an der Schädelbasis und bei der Unterbindung der A. maxillaris interna etwas Schmerzäusserung.

9. Sk., 33 jährige Frau. Sarkom des rechten Oberkiefers, den harten Gaumen und das Tuber maxillare stark vortreibend. Atypische Resection ohne Orbitalwand. Vor der Operation 0,01 Morph., 0,001 Atropin. Die Leitungs-anästhesie des N. maxillaris gelingt nicht sicher, da der Tumor das Tuber maxillare zu stark vorwölbt. Anästhesie im Uebrigen in typischer Weise. Cocainisirung des Rachens. Die Anästhesie ist gut bis auf eine schmerzhafte Stelle bei der Abtrennung vom Proc. pterygoideus. Auch die Unterbindung der A. maxillaris interna schmerzt.

10. Schm., 44 jähriges Fräulein. Carcinom des rechten Oberkiefers, auf Jochbein, Orbita und Nasenhöhle übergreifend. Resection in typischer Weise unter Leitungs- und Umspritzungsanästhesie. Anästhesie gut.

11. E. E., 36 jähriger Mann. Carcinom des rechten Oberkiefers. Resec-tion unter Erhaltung des Orbitalbodens und Mitnahme eines Theils des linken Oberkiefers. Vor der Operation Morphiuminjection, Anästhesie in typischer Weise, ist vollständig.

12. L. M., 66 jähriger Mann. Grosses an der Grenze der Operabilität stehendes Carcinom des linken Oberkiefers, Resection. Anästhesie in typischer Weise, Pinselung der Schleimhaut mit Alypin und Cocain. Bei der Auslösung in der Tiefe stellen sich heftige Schmerzen ein. Der Grund für das Versagen der Anästhesie liegt darin, dass die Fossa pterygopalatina ganz von Tumor-massen eingenommen ist, so dass das Novocain nicht an den Nerven heran-dringen kann. Die Operation wird in Chloroformhalbnarkose zu Ende geführt.

13. La., 53jährige Frau. Carcinom des linken Oberkiefers und der Orbita mit Exophthalmus. Typische Resection des Oberkiefers. Localanästhesie in der üblichen Weise, Anästhesie gut.

2. Zungenexstirpation.

Bei der Exstirpation der Zunge wegen Carcinoms, welche meist unter medianer Durchsägung des Unterkiefers ausgeführt wurde, bot die Anästhesie des dritten Trigeminusastes an der Schädelbasis nach Offerhaus keinen Vortheil gegenüber derjenigen des N. lingualis und alveolaris inferior an der Lingula. Am besten bewährte sich uns folgende Technik: Doppelseitige Injection an der Lingula von je 5 ccm 2proc. N.S.L. Anästhesie des N. laryngeus sup. (vergl. Sensibilitätsschema Tab. I u. Fig. 36) beiderseits in der Membrana thyreohyoidea mit je 2 ccm 2proc. Lösung. Umspritzung des peripharyngealen Gewebes hinter der Tonsille von einem am vorderen Gaumenbogen gelegenen Einstichpunkt aus (vgl. S. 87, 4), um die dort verlaufenden Zweige des N. glossopharyngeus zu anästhesiren, mit je 5 ccm $^1/_2$ proc. Lösung. Umspritzung des Mundbodens von einem Einstich oberhalb des Zungenbeins unter Fingerfühlung rings um die Zunge bis zur Zungenbasis, Umspritzung der Haut in der Medianlinie von der Unterlippe bis zum Jugulum, insgesammt mit 50—100 ccm $^1/_2$ proc. Lösung. Cocainpinselung des Rachens. Die Anästhesie war von 8 Operationen 5mal vollständig, 2 mal fast vollständig, 1 mal wurden in Folge ungenügender Umspritzung öfters Schmerzen geäussert. Narkose wurde niemals zu Hilfe genommen.

14. Ew., 41jähr. Mann. Wallnussgrosser ulcerirter Tumor der Zunge, der auf antiluetische Kur nicht reagirt. Exstirpation mit seitlicher Wangenspaltung. Anästhesie: Lingula beiderseits, Umspritzung der Zunge, Infiltration des Hautschnitts. Anästhesie absolut.

15. Schl., 65jähr. Frau. Carcinom der Zunge, Exstirpation der linken Zungenhälfte mit Wangenschnitt. Anästhesie wie in Fall 14. Operation völlig anästhetisch.

16. We., 49jähr. Mann. Carcinom der Zunge, auf Tonsille und Gaumen übergreifend. Mediane Kieferspaltung. Exstirpation der ganzen Zunge nebst rechter Tonsille und rechtem Gaumenbogen. Vor der Operation 0,02 Morph., 0,01 Atropin. Leitungsanästhesie des dritten Astes an der Schädelbasis nach Offerhaus beiderseits, sowie des N. lingualis und alveolaris inferior an der Lingula, des N. maxillaris dexter in der Flügelgaumengrube, der Nn. laryngei supp. in der Membrana thyreohyoidea. Tiefe Umspritzung des Unterkiefers in der Medianebene, des Kehlkopfeingangs und der Zungenbasis ringsum bis auf die Wirbelsäule, Infiltration der Zungenbasis von einem medianen Einstich oberhalb des Zungenbeins; von der Mundhöhle aus Umspritzung des Zungenrückens, der seitlichen Mundschleimhaut, der rechten Tonsille und des rechten Gaumenbogens. Die hierzu verbrauchte Novocaindosis beträgt 15 ccm 2proc. und 90 ccm $^1/_2$ proc. N.S.L. Cocainisirung des Rachens. Die Operation ist absolut anästhetisch, auch die Anämie tadellos.

17. As., 46jähriger Mann. Grosses, die ganze Mundhöhle erfüllendes ulcerirtes Zungencarcinom. Mediane Kieferspaltung. Exstirpation der ganzen Zunge und des linken Gaumenbogens. Vor der Operation 0,02 Morph., 0,001 Atropin. Leitungsanästhesie des 3. Astes nach Offerhaus und an der Lingula. Umspritzung von aussen und innen. Wegen Kieferklemme können die hinteren Theile des Rachens und der Zunge nicht genügend umspritzt werden. Dosis: 15 ccm 2proc. und 120 ccm $^1/_2$ proc. N.S.L. Cocainisirung. Anästhesie gut bis auf geringe Schmerzäusserung bei der Ablösung vom Zungengrund.

18. Pr., Mann. Carcinom der Zunge. Exstirpation der rechten Zungenhälfte und angrenzender Theile der Mund- und Gaumenschleimhaut unter medianer Kieferspaltung. Injection rechts am Foramen ovale (querer Weg), beiderseits an der Lingula. Gründliche Umspritzung. Dosis: 8 ccm 2proc., 75 ccm $^1/_2$ proc. N.S.L., 0,015 Morph. Operation völlig anästhetisch bis auf eine Stelle bei der Ablösung vom Zungengrund der linken Seite.

19. Kn., 45jähriger Mann. Carcinoma linguae. Exstirpation der linken Zungenhälfte incl. Gaumenbogen nach medianer Kieferspaltung. Leitungsanästhesie am Foramen ovale nach Offerhaus beiderseits, sowie an der Lingula, Nn. laryng. supp., N. maxillaris links. Umspritzung. Dosis: 10 ccm 2proc., 80 ccm $^1/_2$ proc. N.S.L., 0,015 Morph., 0,001 Atropin. Cocainisirung. Operation beginnt 30 Minuten nach beendigter Anästhesirung und ist absolut anästhetisch, auch die Anämie ist sehr gut.

20. Eu., 63jähriger Mann. Zungencarcinom. Totalexstirpation der Zunge mit medianer Kieferspaltung. Leitungsanästhesie an der Lingula beiderseits, Umspritzung des Hautschnitts. 7 ccm 2proc., 30 ccm $^1/_2$ proc. N.S.L., 0,015 Morph., 0,001 Atropin. Anästhesie ausreichend, doch werden häufig Schmerzen geäussert.

Die Ursache der nicht vollständigen Anästhesie in diesem Falle ist durch die mangelhafte Umspritzung erklärt. Bei der vielseitigen Innervation der Zunge kommt man nie mit reiner Leitungsanästhesie aus.

21. Schl., 62jähriger Mann. Zungencarcinom. Exstirpation der rechten Zungenhälfte nach medianer Kieferspaltung. Anästhesie genau nach der Eingangs gegebenen Vorschrift (vergl. S.85), Anästhesie, Anämie, Reflexanästhesie absolut.

3. Unterkieferresection.

Die für diese Operation erforderliche Leitungsanästhesie betrifft alle sensiblen Zweige des 3. Astes, insbesondere auch den

N. auriculotemporalis; wir kommen daher mit einer Injection an der Lingula allein nicht aus, sondern hier ist die Anästhesirung an der Schädelbasis angebracht, die ich nach dem S. 77 Gesagten endoneural zu machen empfehle. In den folgenden Fällen sind noch perineurale Injectionen gemacht. Man kann auch den Auriculotemporalis für sich leitungsanästhetisch machen, wie ich dies öfters bei poliklinischen Fällen gethan habe, z. B. zur Behebung und Oeffnung entzündlicher Kieferklemmen bei Tonsillarabscess oder Parulis. Der Nerv schlingt sich bekanntlich um die Hinterseite des Collum mandibulae herum, und zwar liegt er hier weit oben, dicht unterhalb des Kiefergelenks, während der einen ähnlichen Weg nehmende Facialis etwa einen Finger breit tiefer verläuft. Man injicirt also von einem Einstich vor dem Ohrläppchen aus dicht hinter das Kiefergelenk, bis man in der Tiefe auf den Widerstand einer mächtigen Knochenbarriere stösst, welche von der Crista petrosa und Vagina processus styloidei gebildet wird und der horizontal eindringenden Nadel den Weg zur Carotis und Jugularis versperrt.

Wir verzeichnen folgende Fälle von Unterkieferresection:

22. Bö., 65jährige Frau. Sarkom des Unterkiefers. Resection der linken Hälfte und des rechten Theils bis zum rechten Caninus. Doppelseitige Leitungsanästhesie des 3. Astes an der Schädelbasis nach Offerhaus, sowie an der Lingula, ferner des linken N. maxillaris in der Flügelgaumengrube. Umspritzung. Vor der Operation Morphium-Atropin und Cocainpinselung des Rachens. Anästhesie vollständig, Anämie gut.

23. Tsch., 66jährige Frau. Sarkom des rechten Unterkiefers. Resection der rechten Hälfte. Anästhesie ähnlich wie im vorigen Falle, Operation anästhetisch.

24. Hat., 32jähriger Mann. Entzündlicher Tumor des Unterkiefers. Exstirpation eines entzündlichen Drüsenpackets, Aufmeisselung des Knochens, Leitungsanästhesie an der Lingula und Umspritzung. Anästhesie gut.

4. Operation von Tonsillartumoren.

An der sensiblen Innervation der Tonsille sind folgende Nerven betheiligt: der N. maxillaris mit dem N. palatinus medius, der N. lingualis mit den Rami isthmi faucium, der N. glossopharyngeus mit dem Ramus tonsillaris. Während der N. maxillaris und lingualis mit Leichtigkeit leitungsanästhetisch gemacht werden können, ist dies für den Stamm des Glossopharyngeus unmöglich, da geeignete Knochenpunkte für die Orientirung fehlen. Wir müssen uns mit einer Umspritzung des lateral der Tonsille gelegenen peripharyngealen Bindegewebes begnügen und erreichen diese Gegend von einem Einstichpunkt, welcher im hintersten Theil des Vestibulum oris lateral von dem dort fühlbaren Ligamentum pterygomandibulare gelegen ist. Von hier aus wird das lateral hinter der Tonsille gelegene Gewebe in divergirender Richtung unterspritzt. Auch von der seitlichen Halsgegend lassen sich Tonsillartumoren, die gewöhnlich mit Drüsenpacketen in dieser Gegend zusammenhängen, unter gleichzeitiger Fingerfühlung von innen her leicht umspritzen.

25. Gr., 51jährige Frau. Tumor der rechten Tonsille, auf Zungengrund und Gaumenbögen übergreifend. Exstirpation nebst Drüsen nach temporärer seitlicher Durchsägung des Unterkiefers. Leitungsanästhesie des 3. Trigeminusastes nach Offerhaus. Die Berechnung der Tiefe des For. ovale nach Offerhaus ergiebt 4,1 cm. Nach querem Einstich der Nadel unterhalb des Tuberculum articulare des Jochbogens giebt Pat. in der Tiefe von 4 cm ausstrahlenden Schmerz in den unteren Zähnen an. Injection von 4 ccm 2proc. Lösung. Ausserdem Injection an der Lingula und ausgiebige Umspritzung. Cocainisirung des Rachens. Dosis: 10 ccm 2proc. N.S.L. und 100 ccm $^{1}/_{2}$proc. N.S.L. Operation beginnt 25 Minuten nach beendeter Anästhesirung und ist vollständig anästhetisch; auch die Blutung ist gering, so dass eine Unterbindung der Carotis unnöthig ist.

26. Fi., 67jähriger Mann. Malignes Lymphom der rechten Tonsille. Exstirpation nach temporärer seitlicher Kieferdurchsägung. Anästhesie ähnlich wie im vorigen Falle, doch wird der 3. Trigeminusast nur an der Lingula anästhesirt. Anästhesie gut.

5. Tumor der Nasenscheidewand u. s. w.

27. Me., 51jährige Frau. Grosses Sarkom der Nasenscheidewand, auf den Nasenboden übergreifend. Schleimhautquerschnitt durch die Oberlippe nach Rusche, Ablösung der Nase und Hochklappung der Nase sammt Nasengerüst. Exstirpation des Tumors sammt dem ganzen Septum narium. Ausserdem wird eine Exostose des harten Gaumens abgemeisselt. Anästhesirung: vorher 0,01 Morph. Leitungsanästhesie des N. maxillaris in der Flügelgaumengrube beiderseits mit je 5 ccm 2proc. N.S.L. Umspritzung der medialen und unteren Orbitalwand, der Nasenflügel und Wange beiderseits. Gesammtverbrauch: 10 ccm 2proc., 45 ccm $^{1}/_{2}$proc. N.S.L. Die Operation beginnt 20 Minuten nach beendeter Anästhesirung und ist absolut anästhetisch.

Nach diesen 27 Operationen ereigneten sich 4 mal Nachblutungen. Davon traten zwei nach Oberkieferresection am ersten bezw. zweiten Tage nach der Operation auf; die anderen (bei 1 Unterkiefertumor uud 1 Zungencarcinom) 1 bezw. 2 Wochen nach der Operation. Die letzten beiden sind demnach als Zufälle aufzufassen, die mit der Anästhesie nichts zu thun haben, während die ersten beiden auf ungenügende Unterbindung zurückgeführt werden müssen, woran möglicher Weise die Suprareninanämie mitschuldig war.

Von den 27 Patienten sind 5 gestorben, davon 2 an Herzschwäche, 3 an Pneumonie. Von letzteren betraf ein Fall denjenigen Patienten (8), bei dem Narkose zu Hilfe genommen werden musste. Bei den beiden an Herzschwäche gestorbenen Patienten handelte es sich um kachektische, schlecht genährte Individuen, deren einer ausserdem Lebermetastasen aufwies. Im Allgemeinen geht aus dieser Mortalitätsstatistik hervor, dass auch die Localanästhesie nicht absolut sicher vor Pneumonie schützt. Andererseits muss man bedenken, dass die meisten der Patienten in einem sehr vorgeschrittenen Stadium des Leidens zur Operation kamen, dass an unserer Klinik die Indicationsstellung bei der Operation maligner Tumoren eine radicale ist und vor „inoperabeln" Tumoren nicht zurückschreckt. Wenn man dies bedenkt, muss die Mortalitätsziffer noch immer als günstig bezeichnet werden. Bei den übrigen in unserer Casuistik erwähnten Fällen (Ganglionanästhesie, endoneurale Leitungsanästhesien u.s.w.) hatten wir Todesfälle nicht zu verzeichnen.

Meine schon früher ausgesprochene Ansicht, dass wir in der von Braun inaugurirten Localanästhesie grosser Operationen im Trigeminusgebiet einen Fortschritt von vitaler Bedeutung zu begrüssen haben, der diesen Operationen einen ungefährlicheren, harmloseren Charakter verleiht, können wir auch nach unseren weiteren Erfahrungen voll aufrecht erhalten.

Zusammenfassung.

1. Die vom Verfasser angegebene Methode der intracraniellen Leitungsanästhesie des Ganglion Gasseri gewährt die Möglichkeit, von einem Punkte aus durch Injection kleiner Mengen von Novocain-Suprareninlösung die ganze vom Trigeminus innervirte Kopfhälfte, bei doppelseitiger Injection das gesammte Trigeminusgebiet vollkommen anästhetisch zu machen. Die Anästhesie tritt sofort ein und hält durchschnittlich $1\frac{1}{2}$ Stunden vor. Die Methode wurde in einer grösseren Anzahl von zumeist sehr ausgedehnten Operationen des Gesichtsschädels theils allein, theils in Verbindung mit Umspritzung der Grenzgebiete mit bestem Erfolge erprobt.

2. Unangenehme Nebenwirkungen der Injection (Schlafzustand, Erbrechen, Kopfschmerzen u.s.w.) traten nur in einzelnen Fällen bei Anwendung zu hoher Dosen und bei unvorsichtiger Injectionstechnik auf und sind durch richtige Dosirung und genaue Beachtung der vom Verfasser aufgestellten technischen Vorschriften vermeidbar.

3. Die Injectionsbehandlung der Trigeminusneuralgie erfährt durch die Möglichkeit der directen Punction des Ganglion Gasseri eine . werthvolle Ergänzung, die auch in schwierigen Fällen die Operation der Ganglionexstirpation zu umgehen gestattet. Nach den bisherigen Erfahrungen ist in leichten Fällen Novocaininjection ins Ganglion von guter Wirkung. Die Alkoholinjection ins Ganglion ist in ihrer Wirkung, soweit bisher beurtheilt werden kann, der Ganglionexstirpation physiologisch ähnlich. Da jedoch die Gefahr der Entstehung neuroparalytischer Hornhautgeschwüre nicht mit Sicherheit zu vermeiden, ist, so ist die Alkoholinjection des Ganglion Gasseri gleich der Krause'schen Operation nur für allerschwerste, verzweifelte Fälle zu reserviren: für die anderen Fälle bleibt die Injection in die Nervenstämme, welche nach den vom Verfasser gegebenen genauen anatomisch-technischen Anleitungen zu einer möglichst endoneuralen zu machen ist, die Methode der Wahl.

4. Es ist dem Verfasser in einer Anzahl von Fällen gelungen, von einem am unteren Orbitalrande gelegenen Einstichpunkt aus das Foramen rotundum direct zu punctiren und durch Injection kleiner Mengen von Novocain-Suprareninlösung eine sofort eintretende vollkommene Anästhesie im Gebiet des 2. Trigeminusastes zu erzielen. Er hat diese Anästhesie in einer Reihe von Operationen erprobt und empfiehlt diese Punction besonders für solche Fälle, wo aus anatomischen oder pathologischen Gründen die anderen Wege zum 2. Ast ungangbar sind.

5. Ueber die bisherigen, hauptsächlich von Braun und Offerhaus ausgearbeiteten Methoden der Leitungsanästhesie der Trigeminusäste werden anatomische Studien und klinische Erfahrungen mitgetheilt. Die gute Verwendbarkeit und ausserordentliche praktische Bedeutung dieser Leitungsanästhesien werden an einer grösseren Anzahl von Operationsberichten der Klinik dargethan.

Tabelle I.

Sensible Innervation des Kopfes und Halses nebst Innervation der Schleimhäute und Meningen.

(Nach den anatomischen Handbüchern zusammengestellt.)

Gehirnnerv resp. Spinalnerv	Nerv	Sensibler Nervenast	Versorgungsgebiet
A. Sensible Innervation der Haut.			
I. Trigeminusgebiet.			
V$_\mathrm{I}$. N. ophthalmicus	N. lacrimalis	—	Haut am lateralen Augenwinkel
	N. frontalis	N. supraorbitalis	Oberlid, Stirn, Scheitel.
		N. supratrochlearis	Haut am medialen Augenwinkel
	N. nasociliaris	N. ethm. ant. (R. nasalis ext.)	Nasenspitze
		N. infratrochlearis	Haut am medialen Augenwinkel
V$_\mathrm{II}$. N. maxillaris	N. zygomaticus	N. zygomaticotemp.	Vorderer Theil der Schläfe
		N. zygomaticofac.	Jochbeingegend
	N. infraorbitalis	—	Nasenflügel / Unterlid / Vorderer Theil der Wange / Oberlippe
V$_\mathrm{III}$. N. mandibularis	N. buccinatorius	—	Haut des Mundwinkels
	N. auriculotemp.	—	Vorderer Theil der Ohrmuschel / Schläfe / Wange
	N. alveol. inf.	N. mentalis	Unterlippe / Kinn

N. spinal. mit Verzweigungsschema	Nerv	Sensibler Nervenast	Versorgungsgebiet
II. Ventrale Aeste der Spinalnerven (Area cutanea anterior).			
(C$_1$)			
C$_2$	N. occipitalis minor	—	Laterale Hinterhauptsgegend
	N. auricularis magnus	—	Ohrmuschel, Schläfe, Laterale Gesichtsgegend
C$_3$	N. cutaneus colli	—	Vordere Halsgegend. Regio sternocleidomastoidea
C$_4$	Nn. supraclaviculares	—	Obere Brust- und Schultergegend.

N. spinal. mit Verzweigungsschema	Nerv	Sensibler Nervenast	Versorgungsgebiet
III. Dorsale Aeste der Spinalnerven (Area cutanea posterior).			
(C_1)			
C_2 ————————	Ramus lateralis	N. occipitalis major ⎫	Mediale Hinter-
C_3 ————————	Ramus lateralis	N. occipitalis tertius ⎭	hauptsgegend
C_4 ————————	Rami laterales	—	Nackenfeld der hin-
C_5			teren Aeste.
C_6			
C_7			
C_8			

Gehirnnerv	Nerv	Sensibler Hautast	Versorgungsgebiet

B. Sensible Innervation der Schleimhäute.

I. Conjunctiva und Bulbus oculi.

Gehirnnerv	Nerv	Sensibler Hautast	Versorgungsgebiet
V_1. N. ophthalmicus	N. lacrimalis	—	Lateraler Theil des Oberlids, Theile d. Unterlids (Zander).
	N. frontalis	⎰ N. supraorbitalis ⎱ N. supratrochlearis	Medialer Theil des Oberlids.
	N. nasociliaris	N. infratrochlearis	Medialer Theil des Unterlids. Thränensack.
		Nn. ciliares und Ganglion ciliare	Cornea, Conjunct. bulbi.
V_2. N. maxillaris	N. infraorbitalis	Rr. palpebrales	Unterlid, Theile des Oberlids (Zander).
	N. zygomaticus	N. zygomaticofac.	Lateraler Theil des Unterlids.

II. Nase und Nebenhöhlen.

a. Nasenhöhle.

Gehirnnerv	Nerv	Sensibler Hautast	Versorgungsgebiet
V_1. N. ophthalmicus	N. nasociliaris	N. ethmoidalis ant. (Nn. nasales ant.)	Vorderer oberer Theil der Nasenhöhle.
V_2. N. maxillaris	Nn. sphenopala- tini Ggl. sphenopalat.	Nn. nasales post., sup. und inf.	Uebrige Nasenhöhle.

b) Nebenhöhlen.

Gehirnnerv	Nerv	Sensibler Hautast	Versorgungsgebiet
V_1. N. ophthalmicus	N. nasociliaris	N. ethm. post.	⎰ Keilbeinhöhle. ⎱ Hintere Siebbeinzellen.
	—	N. ethm. ant.	⎰ Vordere Siebbeinzellen. ⎱ Stirnhöhle.
V_2. N. maxillaris	Nn. sphenophal.	Rami nasales (Testut)	Oberkieferhöhle.
	N. infraorbitalis	Nn. alv. sup., post., med. und ant.	

Gehirnnerv	Nerv	Sensibler Nervenast	Versorgungsgebiet

III. Mundhöhle.

Gehirnnerv	Nerv	Sensibler Nervenast	Versorgungsgebiet
V_2. N. maxillaris	N. infraorbitalis	Nn. alveolares sup.	Obere Zähne und Zahnfleisch der buccalen Seite.
		R. labialis sup.	Schleimhaut der Oberlippe.
	Ggl. sphenopalat.	N. nasopalatinus / Nn. palatini	Palatinales Zahnperiost u. Zahnfleisch, hart. u. weicher Gaumen
V_3. N. mandibularis	N. alveolaris inf.	Rr. dentales / N. mentalis	Untere Zähne und Zahnfleisch. / Schleimhaut der Unterlippe.
	N. lingualis	N. sublingualis	Linguales Zahnfleisch der vorderen Zähne (Bünte u. Moral).
		Rr. linguales	Zunge bis zum For. coecum.
		Rr. isthmi fauc.	Theile der Tonsillen.
	N. buccinatorius	—	Schleimhaut der Wange.

IV. Pharynx und Kehlkopf.

Gehirnnerv	Nerv	Sensibler Nervenast	Versorgungsgebiet
V_2. N. maxill.	Ggl. sphenopal.	N. pharyngeus (Bock)	Gegend der Tubenmündung.
V_3. N. mandibul.	N. lingualis	Rr. isthmi fauc.	Theile der Tonsille.
IX. N. glossophar.	—	Rami pharyngei	Pharynx (mit Vagus).
		Rami tonsillares	Tonsille, Gaumenbögen.
		Rami linguales	Zungengrund hinter dem For. coecum.
X. N. vagus	—	Rami pharyngei	Pharynx.
	N. laryngeus sup.	R. internus	Zungengrund nahe d. Epiglottis. / Kehlkopfeingang bis zur Stimmritze.
		R. externus	Kehlkopfschleimhaut unterhalb der Stimmritze u. Ventriculus Morgagni (Testut).

Gehirnnerv resp. Spinalnerv	Nerv	Sensibler Nervenast	Versorgungsgebiet

V. Schleimhaut des Gehörorgans.

Gehirnnerv resp. Spinalnerv	Nerv	Sensibler Nervenast	Versorgungsgebiet
V_2. N. maxillar.	Ggl. sphenopal.	N. pharyngeus	Tube (mit Glossophar.).
V_3. N. mandibul.	N. auriculotemp.	—	Aeusserer Gehörgang, Aussenfläche des Trommelfells (s. a. N. vagus u. spin. C II).
	N. spinosus recurr.	—	Cell. mastoid. (s. a. N. glossophar.).
IX. N. glossophar.	N. tympanicus	—	Tube (s. a. Trig. II). / Paukenhöhle. / Innenfläche des Trommelfells. / Cell. mastoid. (s. a. Trig. III).
X. N. vagus	R. auricularis	—	Aeusserer Gehörgang. / Aussenfläche des Trommelfells (s. a. Trig. u. spinalis C_2).
N. spinalis C_2 R. ventralis	N. auricularis magnus	—	Aeusserer Gehörgang (mit Trig und Vagus).

Gehirnnerv	Hauptast	Sensibler Nervenast	Versorgungsgebiet
C. Sensible Innervation der Dura mater.			
V.	N. ophthalmicus	N. tentorii (entspringt in der Schädelhöhle)	Tentorium cerebelli.
V.	N. maxillaris	N. meningeus medius (entspringt in der Schädelhöhle)	Dura der vorderen und mittleren Schädelgrube.
V.	N. mandibularis	N. spinosus (entspringt ausserhalb der Schädelhöhle)	Dura der mittleren Schädelhöhle (Keilbeinhöhle, Cellulae mastoideae).
X. N. vagus	—	R. meningeus (entspringt ausserhalb der Schädelhöhle vom Ganglion jugulare)	Dura der hinteren Schädelgrube in der Umgebung des Foramen jugulare).
XII. N. hypoglossus	—	R. occipitalis (entspringt im Canalis hypoglossi. Sensible Zweige stammen möglicherweise vom N. lingualis V_3)	Dura der hinteren Schädelgrube in der Umgebung des Foramen occipit. magnum.

Tabelle II.

Zusammenstellung der Untersuchungen am Schädelskelet.

No.	Gegenstand der Untersuchung	Ergebniss der Untersuchung	Anzahl der untersuchten Schädel	Anzahl der Einzelmessungen
	Die Zahl der untersuchten Schädel überhaupt beträgt 69, davon 15 Schädel complet, 4 Halbschädel, die übrigen Schädelbasen mit oder ohne Dach und Unterkiefer	69	—
	Ausserdem wurden 10 isolirte Keilbeine untersucht, sowie eine Anzahl anderer isolirter Schädelknochen	10	—
1	Länge des Foramen ovale	Minimum: 5 mm Maximum: 11 „ Mittelzahl: 6,9 „	62	116
2	Breite des Foramen ovale	Minimum: 2 mm Maximum: $7\frac{1}{2}$ „ Mittelzahl: 3,7 „	62	114

No.	Gegenstand der Untersuchung	Ergebniss der Untersuchung	Anzahl der untersuchten Schädel	Anzahl der Einzelmessungen
3	Varietäten des Foramen ovale (vgl. die Bemerkung zu No. 10)	Die für die Punction ungünstige Breite unter 3 mm kam 11 Mal = 8 pCt. zur Beobachtung, unmögliche Punction durch Knochenvarietät wurde nur 1 Mal beobachtet (verknöchertes Lig. pterygospin., das Foramen überbrückend). Das kleinste Foramen maass 5 × 2, das grösste 11 × 5 mm, kreisrunde oder quere Form wurde 4 Mal beobachtet. Verknöchertes Lig. pterygospinosum: 9 Mal an 5 Schädeln. Verschmelzung des For. ovale mit dem For. spinosum: 4 Mal an 3 Schädeln. Verschmelzung des For. ovale mit dem For. lacerum: 3 Mal an 3 Schädeln.	71	134
4	Entfernung des For. spinosum, caroticum und jugulare vom hinteren Rand des For. ovale	Foramen spin.: Minimum: 0 mm Maximum: 6 „ Mittel: 2,3 „ Foramen carot.: Minimum: 8 „ Maximum: 17 „ Mittel: 12,7 „ Foramen jug.: Minimum: 15 „ Maximum: 28 „ Mittel: 20,0 „	15 18 18	24 31 31
5	Verhältniss des Proc. pteryg. zum Foramen ovale $\alpha=$ Breite der Lamina ext. im oberen Teil. $\beta=$ Entfernung des vorderen Randes des Foramen ovale von dem vorderen Rande der Lamina externa. $\gamma=\beta-\alpha$ bezeichnet die gefährliche Strecke zwischen Proc. pteryg. und Foramen ovale, welche die Nadel am Foramen vorbeigleiten lässt. Je kleiner γ, desto sicherer die Punction.	α: Minimum: 6 mm Maximum: 16 „ Mittel: 12,3 „ β: Minimum: 9 „ Maximum: 18 „ Mittel: 14,2 „ γ: Minimum: -2 „ Maximum: $+8$ „ Mittel: $+2$ „ Negative Werthe für γ wurden 10 Mal gefunden, Werthe grösser als 4 mm 2 Mal.	18	35
6	Entfernung des For. ovale (unt. Rand) vom oberen Rand der Felsenbeinpyramide an der Impressio trigemini (= intracraniale Strecke des Weges zum Ganglion Gasseri).	Minimum: 14 mm Maximum: 23 „ Mittelzahl: 19,0 „	58	110

No.	Gegenstand der Untersuchung	Ergebniss der Untersuchung	Anzahl der untersuchten Schädel	Anzahl der Einzelmessungen
7	Projection der „Trigeminusachse" auf den Alveolarrand des Oberkiefers. „Ueberflach" bedeutet: schneidet den Alveolarrand vor dem Proc. zygomaticus, „flach": unter dem Proc. zygomat., „mittel": zwischen Proc. zyg. u. hint. Rand d. Alveolarforts, „steil": am hint. Rand, „übersteil": jenseits des hint. Randes des Alveolarfortsatzes.	Neigung der Achse überflach 7 Mal = 6,1 pCt. Neigung der Achse flach 32 Mal = 28,0 pCt. Neigung der Achse mittelsteil 44 Mal = 38,6 pCt. Neigung der Achse steil 27 Mal = 23.8 pCt. Neigung der Achse übersteil 4 Mal = 3,5 pCt., d. h. in etwa 90 pCt. trifft die Achse i. e. die Richtung der Canüle zum Ganglion Gasseri den Oberkiefer im Gebiet der 3 Molarzähne.	61	114
8	Entfernung des vorderen Randes des Unterkieferastes vom Tuber maxillare.	Minimum: 8 mm Maximum: $18^{1}/_{2}$ „ Mittelzahl: 12,8 „ Der Abstand betrug unter 12 mm 9 Mal = 23,7 pCt.	18	38
	12 mm und darüber 29 Mal = 76,3 pCt. oder: in knapp $^{1}/_{4}$ der Fälle ist es unmöglich, mit dem Finger von der Mundhöhle aus das Planum infratemporale zu tasten.			
9	Weite der Fossa pterygopalatina (grösster Durchmesser des Eingangs).	Minimum: 3 mm Maximum: 11 „ Mittelzahl: 5,4 „ Enge Fossa mit der Weite < 5 mm finden wir in ca. 40 pCt. der Fälle.	39	75
10	Befund von Varietäten der Fossa pterygopalatina. **Anmerkung**: Da es sich z. Th. um ausgelesenes Sammlungsmaterial handelt, sind diese Zahlen von der Häufigkeit von Varietäten nur mit Vorsicht zu verwerthen!	Tuberculum sphenoidale kräftig entwickelt (pyramidenförmig, blattförmig, stachelförmig): 62 Mal. Stark vorspringende „Grenzleiste" (vorderer Rand der Lamina externa proc. pteryg.): 36 Mal. Spina pterygoidea anterior: 9 Mal. Fossa verbaut durch scharf vorspringende Wälle der pneumatischen Nachbarhöhlen (bes. des Proc. orbitalis oss. palatini): 9 Mal.	60	116
11	Wo trifft eine oberhalb des Jochbogens horizontal eingeführte Canüle die Fossa pterygopalatina? (Offerhaus'scher Weg.) Je stärker die Crista infratemporalis u. das Tuberculum sphenoidale, desto tiefer wird die Fossa erreicht.	a) im oberen Theil der Fossa 10 Mal = 12 pCt. b) im Foramen sphenopal. 46 Mal = 55 pCt. c) Unterhalb des For. sphenop. 20 Mal = 24 pCt. d) die Einführung der Canüle auf diesem Wege unmöglich 8 Mal = 9 pCt.	46	84

No.	Gegenstand der Untersuchung	Ergebniss der Untersuchung	Anzahl der untersuchten Schädel	Anzahl der Einzelmessungen
12	Punction des For. rot. von der Fossa pterygopalatina aus auf dem Braun'schen Weg.	Punction möglich 38 Mal = 33 pCt. Punction unmöglich*) 77 Mal = 67 pCt. *) Die Fossa pterygopalatina wird in jedem Fall erreicht, die Spitze gelangt in die Nähe des For. rot.	62	115
13	Lage des Einstichpunktes, um auf diesem Wege die Fossa pterygopalatina zu erreichen. (Je stärker die Wölbung des Tuber maxillare, desto weiter nach hinten liegt der Einstich.)	Einstichpunkt liegt vor der Sutura zygomaticomaxillaris bei 15 Schädeln = 10 pCt. Einstichpunkt liegt unter der Sutur bei 26 Schädeln = 52 pCt. Einstichpunkt liegt $^{1}/_{4}$—$1^{1}/_{2}$ cm hinter der Sutur bei 19 Schädeln = 38 pCt.	50	—
14	Entfernung des For. rot. von der unteren Jochbeinkante an der Sutura zygomaticomaxillaris (Länge des Braun'schen Weges).	Minimum: 45 mm Maximum: 57 „ Mittelzahl: 50 „	8	15
15	Beschaffenheit des Weges zum For. ethm. post. (inneres Planfeld der Orbita).	Weg plan 42 Schädel = 80 pCt. Weg leicht concav 6 Schädel = 12 pCt. Weg leicht convex 4 Schädel = 8 pCt.	52	—
16	Beschaffenheit der lateralen Planfelder der Orbita (Weg zum N. ophthalmicus und maxillaris).	a) plan oder wenig concav (0-2 mm) 18 Schädel = 13 pCt. b) mittelconcav (3-4 mm) 38 Schädel = 60 pCt. c) stark concav (5 mm) 6 Schädel = 10 pCt.	62	—
	Die Concavität war in etwa der Hälfte der Fälle (35) oben und unten gleich, in je $^{1}/_{4}$ oben (13) resp. unten (14) stärker ausgeprägt; in 2 Fällen fand sich eine biconcave Fläche durch Vorwölbung des grossen Keilbeinflügels.			
17	Beschaffenheit der unteren Planfelder der Orbita (Weg für die Umspritzung des Oberkiefers und für die orbitale Punction des N. maxillaris.)	Plan bei 6 Schädeln = 50 pCt. Concav bis 3 mm 3 Schädeln = 25 pCt. Stark concav 3 Schädeln = 25 pCt.	12	—
18	Findet die Nadel bei der medialen Punction Widerstand hinter dem For. ethm. post.? (Gute Entwicklung der Keilbeinhöhle.)	Nadel findet Widerstand bei 12 Schädeln = 50 pCt. Nadel findet keinen Widerstand bei 12 Schädeln = 50 pCt.	24	—
19	Entfernung des Foramen ethmoidale ant. vom inneren Rand der Orbita in Höhe des Einstichpunktes.	Minimum: 15 mm Maximum: 22 „ Mittelzahl: 18,5 „	13	26

No.	Gegenstand der Untersuchung	Ergebniss der Untersuchung	Anzahl der untersuchten Schädel	Anzahl der Einzel- messungen
20	Entfernung des For. ethm. post. vom gleichen Punkt.	Minimum: 29 mm Maximum: 42 „ Mittelzahl: 34,0 „	61	119
21	Entfernung des Foramen opticum vom gleichen Punkt.*	Minimum: 33 mm*) Maximum: 47 „ Mittelzahl: 40,8 „ *) Die Minimalzahl 33 mm kam nur an einem Schädel zur Beobachtung, die nächst höhere Minimalzahl beträgt 37.	28	56
22	Findet die Nadel bei der lateralen Orbitalpunction Widerstand am Orbitaldach (enge Fiss. sup.) oder nicht (weite Fiss. sup.)?	Nadel findet Widerstand 105 Mal = 86 pCt. Nadel findet keinen Widerstand 17 Mal = 14 pCt.	63	122
23	Entfernung des äusseren Endes der Fiss. orbit. sup. vom äusseren Rand der Orbita (in Höhe der Sut. zygomatico-frontalis).	Minimum: 27 mm Maximum: 40 „ Mittelzahl: 33,5 „	59	112
24	Punction des Foramen rotundum von der Orbita aus. (Punction möglich bei weiter Fissur; unmöglich bei enger oder stark gewundener Fissura inf.)	a) Punction möglich 112 Mal = 89 pCt. b) Punction unmöglich 14 Mal = 11 pCt.	68	126
25	Entfernung des Foramen rotundum vom äusseren unteren Winkel des Orbitalrandes.	Minimum: 39 mm Maximum: 51 „ Mittelzahl: 45,4 „	63	118

Literatur.

1. Alexander, Zur Behandlung der Neuralgien mit Alkoholinjectionen. Berl. klin. Wochenschr. 1908. No. 48. S. 2131. — Die Behandlung der Gesichtsneuralgien. Berl. klin. Wochenschr. 1909. No. 50. S. 2234. — Behandlung von Neuralgien des zweiten und dritten Trigeminusastes mit Alkoholinjectionen. Deutsche med. Wochenschr. 1912. No. 6. S. 271.

2. Bier, Localanästhesie bei Trepanationen. Vortrag in d. Freien Vereinigung Berliner Chirurgen am 13. Mai 1912.

3. Bing, Compendium der topischen Gehirn- und Rückenmarksdiagnostik. Berlin, Urban u. Schwarzenberg, 1909.

4. Bodine and Keller, Injections of alcohol for the relief of trigeminus-neuralgia. Medical record. Oct. 1908.

5. **Braun**, Ueber die Localanästhesie bei Operationen im Trigeminusgebiet. Deutsche Zeitschr. f. Chir. 1911. Bd. 111. S. 321. — Die Technik der Localanästhesie bei chirurgischen Operationen. Payr-Küttner's Ergebn. d. Chir. u. Orthop. 1912. Bd. 4. — Ueber die Behandlung der Neuralgien des zweiten und dritten Trigeminusastes mit Alkoholinjectionen. Deutsche med. Wochenschr. 1911. No. 52.

6. **Brissaud et Sicard**, Traitement des névralgies du trijumeau par des injections profondes d'alcohol. Revue névrol. 1907.

7. **Bünte und Moral**, Die Leitungsanästhesie im Ober- und Unterkiefer. Berlin 1910.

8. **Dollinger**, Die Behandlung der Trigeminusneuralgie mit Schlösser'schen Alkoholeinspritzungen. Deutsche med. Wochenschr. 1912. No. 7.

9. **Fransen**, Ober de Technik der inspruitingen in de trigeminustakken en hat Ganglion Gasseri. Nederl. Tijdskr. voor Geneesk. 1911. No. 7.

10. **Hammerschlag**, Behandlung der Trigeminusneuralgie mit Periosmiumsäure. Ursachen der Recidive und deren Verhütung. Dieses Archiv. 1906. H. 4. S. 1050.

11. **Harris**, The alcohol injection treatment for neuralgia and spasm. Lancet. 1909. May 8. p. 1310. — Alcohol injection of the Gasserian Ganglion for trigeminal neuralgia. Lancet. Jan. 1912.

12. **Härtel**, Localanästhesie grosser Operationen im Trigeminusgebiet. Verh. d. Deutschen Gesellsch. f. Chir. 1911. Bd. 1. S. 243. — Intracranielle Leitungsanästhesie des Ganglion Gasseri. Centralbl. f. Chirurgie. 1912. No. 21.

13. **Kiliani**, Alcohol injections in neuralgia, especially in tic douloureux. Med. record. 1903.

14. **Köllner**, Die Gefährdung der Hornhaut durch die operative Entfernung des Ganglion Gasseri. Münch. med. Wochenschr. 1908. S. 2531.

15. **F. Krause**, Die Physiologie des Trigeminus nach Untersuchungen im Menschen, bei denen das Ganglion Gasseri entfernt worden ist. Münch. med. Wochenschr. 1895. No. 25—27. — Die Neuralgien des Trigeminus. Leipzig 1897. — Exstirpation des Ganglion Gasseri in Localanästhesie. Centralbl. f. Chir. 1912. No. 12.

16. **S. Löwenstein**, Ueber regionäre Anästhesie der Orbita. Klin. Monatsbl. f. Augenheilk. 1908. S. 592.

17. **Matas**, The growing importance and value of local and regional anaesthesia. Transactions Louisiana State med. soc. 1900. p. 392.

18. **G. Neuber**, Ueberosmiumsäure - Injectionen bei peripheren Neuralgien. Mittheil. a. d. chir. Klinik Kiel, herausg. von v. Esmarch. Kiel, Lipsius u. Tischer, 1883. S. 19.

19. **Offerhaus**, Die Technik der Injectionen in die Trigeminusstämme und in das Ganglion Gasseri. Dieses Archiv. 1910. Bd. 92. H. 1. S. 1. — Schmerzlose Operationen im Gebiet des Gesichtsschädels und Mundes unter Leitungsanästhesie. Deutsche med. Wochenschr. 1910. No. 33.

20. **Ostwalt**, Ueber tiefe Alkohol-Cocain- oder Alkohol-Stovain-Injectionen bei Trigeminus- und anderen Neuralgien. 1906. Bd. 1. S. 10.

21. Otto, Vergleichende Untersuchungen über die Erfolge der chirurgischen Behandlungsmethoden der Trigeminusneuralgie. Mittheil. a. d. Grenzgeb. d. Med. u. Chir. 1912. Bd. 25. No. 1.

22. Payr, Ueber neuere Methoden zur operativen Behandlung der Geschwülste des Nasenrachenraumes, mit besonderer Berücksichtigung der Kocher'schen osteoplastischen Resection beider Oberkiefer. Dieses Archiv. 1904. Bd. 72. S. 284.

23. Peuckert, Weitere Beiträge zur Anwendung der Localanästhesie und Suprareninanämie. v. Bruns' Beitr. 1910. Bd. 66. S. 377.

24. Pussep, Ueber Behandlung der Neuralgien mit Injectionen von Alkohol in die Nervenstämme. Arch. f. Psych. u. Nervenheilk. 1911. S. 691.

25. Schlösser, Erfahrungen in der Neuralgiebehandlung mit Alkoholeinspritzungen. 24. Congr. f. innere Med. Wiesbaden 1907.

26. Siegrist, Localanästhesie bei Exenteratio und Enucleatio bulbi. Klin. Monatsbl. f. Augenheilk. 1907. Bd. 1. No. 45. S. 106.

27. Wright, Note on treatment of trigeminal neuralgia by injection of osmic acid into the Gasserian Ganglion. Lancet. 1907. Dec. 7. p. 1603.

28. Zander, Beitrag zur Kenntniss der Hautnerven des Kopfes. Anat. Hefte. 1897. Bd. 9.

Anatomische Handbücher, Atlanten und Specialwerke.

Arnold, Icones nervorum capitis. Heidelberg 1860.

Bardeleben, Haeckel und Frohse, Atlas der Topographischen Anatomie des Menschen.

Corning, Lehrbuch der Topographischen Anatomie.

Gegenbaur, Lehrbuch der Anatomie.

Hasse, Handatlas der sensiblen u. motorischen Gebiete der Hirn- und Rückenmarksnerven.

Axel Key und Retzius, Studien in der Anatomie des Nervensystems und des Bindegewebes. Stockholm 1895.

Merkel, Topographische Anatomie.

Poirier, Traite d'Anatomie humaine.

Rauber-Kopsch, Lehrbuch der Anatomie des Menschen.

Spalteholz, Handatlas der Anatomie des Menschen.

Testut, Anatomie humaine.

Testut et Jacob, Traité d'Anatomie topographique.

Toldt, Anatomischer Atlas.